Sé que la mayoría de los hombres,

hasta aquellos que manejan problemas de gran complejidad,

rara vez pueden aceptar aun la verdad más simple y obvia,

si esto les obliga a admitir la falsedad de las conclusiones

que se han deleitado en explicar a sus colegas,

que han enseñado con orgullo a otros, y que han tejido, hilo por hilo,

en el entramado de sus vidas.

León Tolstoi

"*Este libro es un resumen conciso de los grandes errores que existen en el panorama oficial del SIDA, y se ha convertido en un clásico clandestino. Christine Maggiore, cuyo diagnóstico positivo de VIH no le impidió desobedecer a las autoridades y dar a luz a un niño saludable, desafía todas las opiniones políticamente correctas sobre la crisis de la salud. Estamos ante un pequeño libro sin dobleces, con un lenguaje entendible, que brinda muchas municiones intelectuales altamente explosivas en sus breves páginas.*"

IAN YOUNG • Autor de *The Stonewall Experiment: A Gay Psychohistory*

"*El pequeño gran libro de Christine Maggiore, el cual es claro, conciso y completamente exacto, se recomienda ampliamente a quien haya tenido la más mínima duda sobre cualquier aspecto de 'la pandemia general del SIDA,' y su lectura es decididamente obligatoria para aquellos pocos que nunca han dudado.*"

Dr. HARVEY BIALY • Editor general, *Nature Biotechnology*

"*Este espléndido libro es un texto perfecto para estimular a los estudiantes universitarios. Les pide que piensen críticamente sobre la sexualidad y la salud pública, y los obliga a examinar los dogmas no científicos generados por la ortodoxia del SIDA. La lectura del libro de Maggiore debe ser obligatoria para todos los estudiantes.*"

Dr. CHARLES GESHEKTER • Departamento de Historia,
California State University, Chico

"*Este libro expone las muchas incongruencias que existen dentro de la sabiduría convencional, y establece por qué debemos cuestionarnos cómo se conducen en la actualidad las investigaciones y el tratamiento del SIDA. Lo paradójico en la búsqueda de una cura para el SIDA es que lo que más se necesita, es decir, un debate abierto y un intercambio científico, es a lo que más le teme el consorcio del SIDA.*"

BOB GUCCIONE, Jr. • Editor, Revista *Gear*

"*Hasta hace poco, fui médico en la Universidad de Alabama en Birmingham, el principal Centro de Investigación sobre el SIDA. Antes de enero de 1998, mi conocimiento sobre el SIDA era típico; sabía que el VIH causaba el SIDA, porque eso era lo que decían los libros de texto. No tenía razón para pensar de otra manera, y nunca supe ni me importó que alguien pensara diferente. Ordené este libro por antojo, pero una vez que empecé a leerlo, no me detuve hasta que llegué a la última página.*

Yo solía pensar que las investigaciones médicas no estaban controladas por la política, ni motivadas por el dinero, y que las compañías farmacéuticas no comprometerían el bienestar de un paciente por lucro. Solía pensar que la FDA (Food and Drug Administration) tenía la función de proteger al público estadounidense. Ahora sé que no es así. Ahora le cuento la historia del SIDA a cualquiera que desee escucharme."

Dr. ROBE HODSON • Exprofesor de anestesiología
Universidad de Alabama en Birmingham

"Casi todos los libros de información sobre el SIDA hablan sobre la muerte; éste habla sobre la vida. No puedo pensar en una mejor recomendación. Si nada más va a leer un libro sobre el SIDA, asegúrese de que sea éste."

CELIA FARBER • Autora, Revista *SPIN*, *AIDS: Words from the Front*

"Creo que es vital que las preguntas suscitadas en este libro sean conocidas por el público. Al parecer, sólo la exigencia de este público puede forzar una nueva valoración completa e imparcial de la(s) causa(s) del SIDA y de lo que pudiera ser un tratamiento en la actualidad. Que las comunidades científicas y médicas estén vendiendo la toxina AZT como tratamiento para el SIDA, es inconcebible."

PAUL HEDLUND, Esq. • Who's Who in American Law, Who's Who in the World, Bar Register of Preeminent Lawyers

"Me he dado a la tarea de estudiar todas las facetas de la discusión del VIH/SIDA durante 15 años, y puedo decir que este libro captura todos los temas importantes con fuerza y claridad."

Dr. DAVID RASNICK • Descubridor de los inhibidores de proteasa

"Nadie tiene que morir de SIDA. Este excelente libro se enfrenta con valentía y audacia a lo ya establecido. En lugar de suposiciones, Christine brinda hechos: hechos políticos, hechos médicos, hechos nutricionales, y da justo en el blanco. La educación significa poder. También le devolverá la vida que el miedo amenaza con robarle".

Dr. BOB L. OWEN • Autor de *Roger's Recovery from AIDS*

"¿Por qué hemos creído sin cuestionamiento alguno todo lo que el gobierno nos ha dicho sobre el SIDA? ¿Por qué no nos hemos hecho estas preguntas antes? ¡Este libro es obligatorio para todos, si deseamos sacar a la luz la verdad sobre el SIDA!"

Dr. LOIS LEE • Fundación Los Niños de la Noche, Ganadora en 1984 del Premio Presidencial a la Labor Altruista

"El SIDA es un cruel engaño que subsiste porque muchas personas hacen dinero con él. Si nos deshacemos de este dinero, todo el sistema de mitos se derrumbará. Este simple y cómodo libro explica el fraude de que el VIH-causa-SIDA en un lenguaje simple, conciso, que cualquiera puede entender."

Dr. CHARLES THOMAS • Expresidente del Departamento de Biología Celular, Instituto Scripps de Investigación

"Este corto libro cambiará su visión del SIDA y de la institución médica estadounidense para siempre. Christine Maggiore merece el agradecimiento de las personas honestas de todo el mundo, porque está haciendo nada menos que salvar vidas."

JON RAPPOPORT • Autor de *AIDS, Inc.*

Primera Edición 1996
Segunda Edición revisada 1996
Tercera Edición revisada 1997
Cuarta Edición revisada 1999
Primera Edición en Español 2001
Impreso en los Estados Unidos de América

Maggiore, Christine

¿Qué tal si todo lo que crees acerca del SIDA fuera falso?
Cuarta edición revisada

ISBN 09674153-1-4: $12.95
Publicado por
The American Foundation for AIDS Alternatives
11684 Ventura Boulevard * Studio City, CA 91604

Fotografía de la autora: Doug Piburn
Fotografía de la autora con su hijo: Cindy Beal

¿Qué tal si todo lo que crees acerca del **SIDA** fuera FALSO?

CHRISTINE MAGGIORE

CUARTA EDICIÓN REVISADA

Este libro está dedicado

a la memoria de aquellos que murieron sin esperanza,

y al futuro de los que podrán

vivir sin temor.

Agradecimiento Especial

A mi padre, Robert Maggiore, quien me enseñó a cuestionar a la autoridad y a defender lo que es justo; a mi madre, Evelyn Maggiore quien durante los cuatro años dedicados a esta labor, ni una sola vez ha preguntado cuándo voy a conseguir un trabajo de verdad; a Bob Leppo por sus contribuciones de generosidad sin paralelo y mucha sabiduría práctica; a David Pasquarelli por su extraordinario diseño gráfico y dirección artística, así como por su extraordinaria paciencia; a Paul Philpott por sus observaciones brillantes, horas de entretenimiento y consejos sobre los mejores "micro-brews", a Charles Geshekter, Rex Poindexter, y Carl Strygg por sus profundas contribuciones editoriales; a David Crowe y Matt Irwing por enviarme montones de referencias; a Christine Johnson por su investigación sobre las pruebas de VIH; a Peter Duesberg por su tremendo valor, sacrificio y perseverancia; a Dave Rasnick por estar siempre donde se le necesita; a Kary Mullis por su abierta, inquebrantable honestidad; a Jon Rappoport por estimularme a empezar; a Celia Farber por sus valientes y elocuentes reportes sobre el SIDA; a Jerry Terranova por crear Praxis/Cúrese Ahora, y un lugar seguro para investigar; a Esai Morales por su consistente apoyo moral y financiero; a Michael Ellner, Fran Buianouckas, Tom Di Ferdinando y Ed Lieb de HEAL de Nueva York por la inspiración y la oportunidad de hacer mi parte; a los maestros de los sitios web Michael Davis y Rhett Topham; al asombroso personal de Alive & Well (Vivos y Bien) en Los Ángeles, Laura Ballegeer, Gary Cifra, Erik Dahlgren, Gregg Drolette, Kim Freitas, los siempre entusiastas Rodney Knoll y Lou Rosenblate por su tiempo, energía y amistad; a Arlen Bessey y Keith Relkin por ayudar a hacer la primera, la segunda y la tercera edición de este libro; a los lectores de mente abierta que están dispuestos a explorar nuevas ideas; y a todas las personas maravillosas que este trabajo ha puesto en mi camino: ustedes hacen que todos los esfuerzos y sacrificios valgan la pena.

Mi apreciación eterna a mi ángel de la guarda Garrett Sanders, cuya breve y sorprendente presencia en la Tierra dio a mi vida un giro en dirección opuesta a la inmolación.

Y el agradecimiento más especial de todos a mi futuro esposo, compañero en todo lo que vale la pena, y absolutamente mi mejor amigo Robin Scovill, y a nuestro milagro pequeñito Charles Dexter, quien llena mis días con mucho amor, alegría –y ropa que lavar.

Mensaje de la Autora

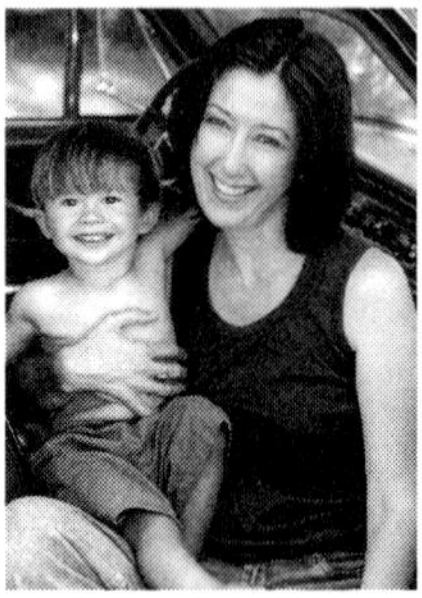

Este libro es algo que realmente nunca pensé en escribir, acerca de un asunto que nunca imaginé tocaría mi vida. Espero que lo lean con una mente abierta. Se trata de un informe en progreso de un viaje que comenzó en 1992, cuando me sometí a lo que normalmente se llama una prueba de SIDA. No tenía ningún síntoma de la enfermedad, no había riesgos o temores en particular, sólo un nuevo doctor que insistió en que la prueba debía ser parte de un examen médico de rutina. Mi visita pasó de esa rutina a la sensación de que tenía amenazada la vida, cuando el resultado salió positivo.

Me turnaron con un especialista en SIDA, el cual afirmó que mi prueba no era positiva, al menos no lo suficiente como para ser considerada concluyente. Me hizo practicármela de nuevo y, al mismo tiempo, ordenó análisis de laboratorio de todo tipo, desde mi nivel de colesterol hasta el conteo de mis células T. Salí de su oficina asustada y confundida pero esperanzada, y pasé los días anteriores a mi consulta entre frenéticas afirmaciones de bienestar y una profunda desesperación.

El resultado de la segunda prueba fue indiscutiblemente positivo. De acuerdo al especialista, el cambio de algo positivo a realmente positivo en los resultados, indicaba una reciente infección, aun cuando el concepto de una nueva infección se oponía a las circunstancias de mi vida.

Me dijo que estaba excepcionalmente saludable, que había sido afortunada en detectar la enfermedad en su etapa temprana, pero que no había nada que pudiera hacerse para evitar la devastadora enfermedad y una muerte provocada por el SIDA. Me previno sobre no gastar dinero en vitaminas y otros absurdos intentos para ayudar a mi sistema inmunitario, y me aconsejó que simplemente esperara a enfermarme y entonces tomara AZT, un fármaco con severos efectos colaterales que me haría sentir más enferma aún. Me dieron de cinco a siete años de vida. De su consultorio, fui directamente a una tienda de nutrición. Al día siguiente, empecé a buscar a otro especialista en SIDA.

La vida como la había vivido, planeado y esperado se detuvo por completo. Perdí el interés en mi negocio, abandoné el programa universitario al que había estado asistiendo, y me compré un anillo de casada para alejar a los posibles aspirantes. Como quería guardar mi tragedia en secreto, dejé de pasar tiempo con mi familia y con todos en general, a excepción de unos cuantos amigos íntimos. Empecé a asistir a seminarios sobre SIDA, y me uní a un grupo de apoyo para mujeres VIH positivas, donde una vez a la semana se nos animaba a comparar notas sobre nuestros miedos y frustraciones, mencionar cualquier síntoma potencial, y llorar por la mala pasada que nos había jugado la vida.

Fui reclutada por el activismo del SIDA cuando una amiga intentó, en mi honor, ofrecer su tiempo al Proyecto SIDA de Los Ángeles (APLA) y fue rechazada. Enfurecida porque una persona cálida e inteligente, con la más sincera de las motivaciones fuera rechazada, les di a conocer mi opinión a los hombres que estaban al frente del proyecto. A la mitad de mi perorata, se me pidió que me uniera a su equipo de oradores. Casi inmediatamente, empecé a recorrer escuelas, secundarias locales y universidades, como la persona a la que el VIH nunca debió haberle sucedido. APLA me comisionó para un año de compromisos, antes incluso de terminar el curso de entrenamiento. Hice a las audiencias reír, llorar y asustarse; aparecí como la encarnación del eslogan de que todos estamos en riesgo de contraer SIDA. Mis sugerencias para animar al grupo de apoyo de mujeres VIH positivas en LA Shanti se convirtió en una invitación a hablar para esa organización, lo cual me llevó a obtener un puesto en el consejo de otro grupo de SIDA: Mujeres en Riesgo.

Después de un año de mi diagnóstico y de mi servicio público, y de entrevistar a media docena de especialistas en SIDA (cuyas recomendaciones fueron desde la inmediata terapia con fármacos, hasta que me dedicara a recorrer el mundo), encontré un caso raro entre los especialistas en SIDA: una doctora que no llenaba a las personas con fármacos tóxicos y predicciones fatales. Me trató como un individuo, más que como una inminente estadística, y al hacerlo, se percató de mi buena salud. Me dijo que no encajaba en el perfil de una paciente de SIDA, y me instó a realizar otra prueba más. Temerosa al principio de fomentar esperanzas, me negué. Cuando finalmente encontré el valor para volverme a hacer la prueba, el resultado fue inconcluso. Más pruebas dieron como resultado una serie de diagnósticos contradictorios e inquietantes: un resultado positivo seguido por un negativo y después otro positivo.

Confundida por una situación personal que desafiaba todas las reglas que yo había defendido tan apasionadamente como oradora, me dirigí, buscando ayuda, a los grupos de SIDA en los que yo trabajaba. En lugar de encontrar respuestas, me di cuenta de que mis preguntas eran ignoradas, y que insistir en mi línea de cuestionamientos sólo producía explicaciones sin sentido y la impresión precisa de que arruinaba la moral.

Mi búsqueda de información me llevó fuera de los confines de la institución del SIDA, y me encaminó hacia una base de datos científicos, médicos y epidemiológicos que desafiaron todo lo que se me había enseñado sobre el SIDA, y todo lo que había estado enseñando a otros. Entre más leía, más me convencía de que la investigación sobre el SIDA era un tren que corría en dirección equivocada.

Ya que era claro que la información que había encontrado, aunque tenía una afirmación de vida, no era bien recibida entre las organizaciones de SIDA a las que pertenecía, decidí fundar una organización propia. En 1995, junto con unos cuantos amigos reunidos de varios grupos de apoyo, y otras personas que se cruzaron en mi camino, formé una organización que comparte los hechos vitales sobre el VIH y el SIDA, que no están disponibles en las instituciones establecidas y convencionales. Un año después, mientras intentaba escribir un simple folleto, surgió la primera versión de este libro. Ahora, en su cuarta edición, existen ediciones en español, portugués e italiano, e incluso una versión de contrabando en francés.

En los ocho años que han transcurrido desde que recibí mi sentencia de muerte, he pasado de ser una víctima asustada a ser una activista del SIDA, para ser después una disidente del VIH y una oradora con nuevos puntos de vista sobre el VIH y el SIDA. Aunque mi estado de VIH ha sido definitivamente positivo durante los últimos cinco años, disfruto de buena salud y vivo sin tratamientos con fármacos y sin miedo al SIDA.

En 1996, conocí a un hombre maravilloso con el cual planeo casarme tan pronto como me tome un día libre. Tenemos un hermoso y saludable hijito, quien a la edad de tres años, nunca ha tenido ni una infección en el oído, y que es tan brillante que ya habla con frases completas.

Para la mayoría de las personas, lo más sorprendente sobre mi historia es el hecho de que no es insólita: conozco a cientos de VIH positivos que están vivos y naturalmente bien, años después de haber recibido sus horribles pronósticos. Contrariamente a las afirmaciones populares, lo que todos tenemos en común no es una excelente calidad genética, sino la información que nos libera del miedo infundado, y nos permite enfocarnos en nuestra natural habilidad para sentirnos bien. Algunas de sus historias, sólo la punta de un enorme e ignorado "iceberg", se incluyen como un apéndice en este libro. Creo que estos relatos personales complementan los datos de referencia, y para algunos lectores pueden ser más significativos que todos los hechos biomédicos y epidemiológicos juntos.

Más que sentirme descorazonada por mis experiencias con un consorcio del SIDA plagado de mentes cerradas, me animan las cartas y los *e-mails* que llegan diariamente de personas que han tenido acceso a esta información. Recibo fotografías de bebés que de otro modo no hubieran nacido y la gratitud de padres que ya no se preocupan tanto por sus hijos mayores; recibo mensajes de los pacientes que alguna vez fueron casos incurables de SIDA, y que han recobrado la salud y la fe en el futuro; recibo relatos de personas diagnosticadas como VIH positivas que pasan de un terror constante y de una sensación de tragedia, a la tranquila determinación de que el VIH no definirá o limitará sus vidas; recibo notas de maestros agradecidos por haber aprendido de pensadores importantes, y cartas de estudiantes que se sienten traicionados por las campañas del SIDA que han modificado su punto de vista sobre el mundo. Me conmuevo por aquéllos a cuyos mensajes no puedo responder porque ocultan su estado de VIH, por las peticiones urgentes de ayuda de futuras madres que quieren proteger a sus bebés de los medicamentos experimentales, por las cartas de compañeros que me dicen que la información llegó demasiado tarde para alguien a quien amaban, y por el valor que las personas encuentran para defender, a menudo solos, su convicción para llevar una vida larga y saludable, a pesar de lo que el mundo entero opine sobre el VIH. Estas notas me recuerdan lo agradecida que estoy con los doctores, científicos, investigadores y activistas que me dieron la información que transformó mi propio resultado positivo, en una manera de ayudar a los demás, y lo agradecida que me siento con quienes continúan apoyando mis esfuerzos hoy en día.

Este libro es un trabajo en progreso. Valoro la gran aportación de mis lectores y sus comentarios, y hago todo lo posible por mejorar cada edición. Por favor, siéntase en libertad de ponerse en contacto conmigo para compartir sus pensamientos o sugerencias.

Le agradezco su buena disposición para considerar otro punto de vista acerca del SIDA.

Prólogo

Como dijo Leonard Cohen: “En todo existe una abertura.
Así es como puede entrar la luz.”

"Esta obra de Christine Maggiore es una rendija por la que penetra
una blanca luz brillante. Ilumina la árida planicie
de la ciencia del SIDA, que se ha oscurecido en nuestro tiempo.
Escribe claramente, para cualquier lector, la simple verdad sobre el SIDA.
Y finalmente, parece que va a llover.”

"Ustedes los tipos del NIH y el CDC, saquen sus paraguas.
Y ustedes los perros secos de Glaxo-Wellcome,
busquen un lugar para esconderse.
Porque, gracias a la verdad,
a la belleza y a todas esas pequeñas maravillas
de la existencia,
por fin se siente la lluvia."

Dr. Kary Mullis
Premio Nobel 1993 por la invención
de la reacción en cadena de la polimerasa (PCR)

Contenido

¿Puedes pasar esta prueba sobre el **SIDA**?

Responde "sí" o "no" a las siguientes diez afirmaciones:

1 El SIDA es una nueva enfermedad.

2 El VIH es el virus que causa el SIDA.

3 La "prueba del SIDA" es sumamente exacta.

4 El índice de infección de VIH en Estados Unidos aumenta cada año.

5 El SIDA es la mayor amenaza para la salud en Estados Unidos.

6 El SIDA es un riesgo que aumenta para las mujeres, los heterosexuales y los adolescentes.

7 El continente Africano está siendo devastado por el SIDA.

8 Los nuevos tratamientos con fármacos han reducido los casos de SIDA.

9 El VIH causa el SIDA años después de la infección.

10 Sin la intervención médica, las mujeres embarazadas que son VIH positivas, trasmitirán el SIDA a sus hijos.

Todas

estas diez

afirmaciones son

Falsas

¿Sorprendido?

La mayoría de nuestras impresiones
sobre el VIH y el SIDA realmente
nacen de ideas populares
que tienen poca o ninguna
base científica.

Las siguientes páginas
presentan información verídica
que cambiará la manera en que
piensas sobre el VIH y el SIDA...
¡y que, posiblemente, cambiará tu vida!

1 ¿Es el SIDA una nueva enfermedad?

A pesar de la creencia popular, el **SIDA** no es nuevo y no es una enfermedad. El SIDA es un nuevo nombre dado por los Centros para el Control de Enfermedades (CDC) a un grupo de 29 enfermedades y estados físicos conocidos, que incluyen la infección por levaduras, el herpes, la diarrea, algunas neumonías, ciertos cánceres, la salmonelosis y la tuberculosis.[1] Estas enfermedades sólo se llaman SIDA cuando se presentan en una persona que también lucha con las proteínas o **anticuerpos** que se piensa están asociados con el **VIH**.

Una persona es diagnosticada con SIDA si presenta uno o más de los 29 estados físicos oficiales que definen al SIDA y si también resulta positiva a los anticuerpos asociados con el VIH. En otras palabras, la neumonía en una persona que es VIH positiva, es SIDA, mientras que la misma neumonía en una persona que es VIH negativa, es neumonía. Las manifestaciones clínicas y los síntomas de la neumonía pueden ser idénticos, pero uno se llama SIDA mientras que la otra sólo se llama neumonía.

Fórmula para el SIDA

Neumonía + Prueba Positiva de VIH = SIDA
Neumonía + Prueba Negativa de VIH = Neumonía
Tuberculosis + Prueba Positiva de VIH = SIDA
Tuberculosis + Prueba Negativa de VIH = Tuberculosis

Esta fórmula crea la ilusión de una perfecta correlación entre el VIH y el SIDA.

Ninguna de las 29 enfermedades del SIDA son nuevas, y ninguna aparece exclusivamente en personas que resultan ser positivas a los anticuerpos del VIH, y todas tienen causas documentadas y tratamientos que no tienen relación con el VIH. Antes de que el CDC creara la categoría del SIDA,

SIDA: Síndrome de Inmunodeficiencia Adquirida.
Anticuerpos: Proteínas que son fabricadas por los linfocitos (un tipo de célula sanguínea blanca) para neutralizar un antígeno (proteína extraña) en el cuerpo. Las bacterias, los virus y otros microorganismos normalmente contienen muchos antígenos; los anticuerpos formados en contra de estos antígenos ayudan al organismo a neutralizar o destruir al microbio invasor. Los anticuerpos también pueden formarse como respuesta a las vacunas.
VIH: Virus de la Inmunodeficiencia Humana; la supuesta causa del SIDA.
Célula T: Una de las dos principales clases de linfocitos. Las células T juegan un papel importante en el sistema inmunitario del organismo.

no se pensaba que estas 29 enfermedades y estados físicos conocidos tuvieran una sola causa en común.

Aunque la mayoría de nosotros asociamos el SIDA con una enfermedad grave, el 1° de enero de 1993 el CDC amplió la definición del SIDA, para incluir a las personas que tenían un conteo de **células T** de 200 o menos, aunque no tuvieran síntomas o enfermedad alguna.[2] Esta nueva definición fue la causa de que el número de casos de SIDA en los Estados Unidos se duplicara de la noche a la mañana.[3] Desde 1993, más de la mitad de los nuevos casos de SIDA diagnosticados cada año, han sido en personas que no tienen ningún síntoma clínico o enfermedad.[4]

El número de nuevos casos de SIDA ha crecido, sólo debido a las expansiones de la definición del SIDA. La definición de SIDA en los Estados Unidos se ha expandido tres veces desde 1981. Aunque cada adición a la definición ha causado aumentos significativos en el número de nuevos casos de SIDA, éste se ha estabilizado en todos los grupos de riesgo para 1992, y ha venido disminuyendo de modo estable desde el segundo trimestre de 1993.

Si el CDC hubiera continuado usando las primeras tres definiciones del SIDA, los nuevos casos de SIDA en los Estados Unidos para 1997 hubieran

Casos de SIDA reportados por trimestre

1987 a 1998 EUA

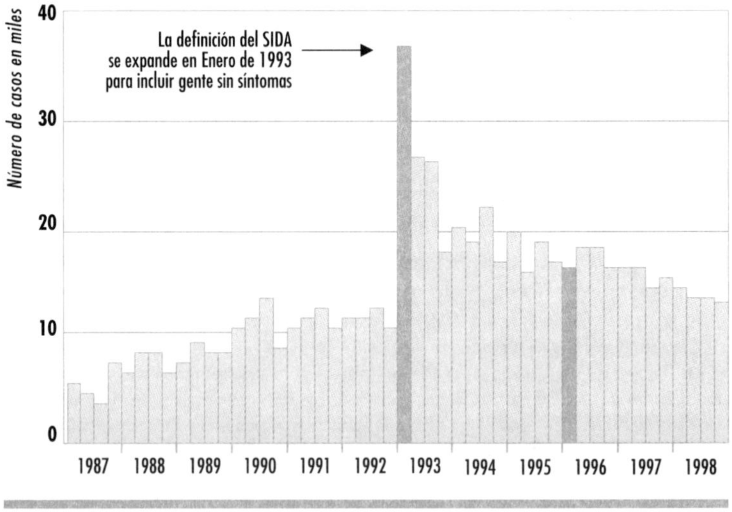

totalizado un poco más de 10 000, haciendo del SIDA un problema de salud relativamente insignificante. Usando la definición de 1993, 21 000 nuevos casos de SIDA fueron añadidos al total del año, y de éstos, más de 20 000 casos se dieron entre personas sin síntomas o enfermedad.[5]

En 1998, el CDC dejó de proporcionar información sobre qué enfermedades o definiciones de SIDA calificaban a las personas para obtener un diagnóstico de SIDA cada año. Esto significa que el público ya no sabrá cuántos nuevos casos de SIDA se diagnostican en personas que no están enfermas.[6]

Otro hecho sorprendente es que usted puede recibir un diagnóstico de SIDA sin haberse practicado nunca una prueba de VIH. Esto se llama "diagnóstico por probabilidad." Según los archivos del CDC, más de 62 000 casos estadounidenses de SIDA han sido diagnosticados sin la prueba del VIH.[7] Aunque la única diferencia entre "neumonía" y "SIDA" es una prueba positiva de VIH, la prueba no se requiere para dar un diagnóstico de SIDA.

Ya que el SIDA no es una enfermedad, y no existe ninguna definición única y universalmente aceptada, los estados físicos que son llamados SIDA varían de país a país. Por ejemplo, el Laboratorio Central para el Control de las Enfermedades en Canadá (LCDC) no reconoce el criterio estadounidense para el conteo de las células T en el SIDA.[8] Esto significa que 182 200 pacientes estadounidenses de SIDA –más del 25% de todas las personas que alguna vez han sido diagnosticadas con SIDA en los Estados Unidos– no tendrían SIDA si estuvieran en Canadá.

La Organización Mundial de la Salud (WHO) emplea dos definiciones muy diferentes para el SIDA en África, y ninguna de las dos se adapta a los criterios estadounidenses o canadienses del SIDA.[9] La definición diagnóstica más comúnmente utilizada en África no requiere de una prueba de VIH, sólo de que un paciente tenga por lo menos uno de los tres síntomas clínicos más importantes (pérdida de peso, fiebre y/o tos), además de un "signo menor", como comezón generalizada o inflamación de los ganglios.[10]

Antes de presentarnos el SIDA, el CDC intentó hacer sonar alarmas similares sobre cuestiones de salud relativamente insignificantes. En 1976, después de que cinco soldados ubicados en una base militar de Nueva Jersey contrajeron la gripe, los funcionarios del CDC anunciaron una inminente epidemia de influenza. La difusión de sus noticias predijo un brote que podría acabar con unos 500 000 estadounidenses en un año. El

Congreso respondió a las advertencias del CDC y desvió millones de dólares federales hacia un programa de vacunación de emergencia, y como respuesta al llamado del Presidente de los Estados Unidos, Gerald Ford, una multitud de estadounidenses preocupados recibieron inyecciones de la Gripe del Cerdo. Sin embargo, no ocurrió ninguna epidemia, y no se encontraron bases para la idea de que un **virus** de cerdo amenazara la vida. En cambio, más de 600 personas quedaron paralizadas por la vacuna, la cual también ocasionó casi 100 muertes.[11]

Al año siguiente, el CDC llamó de nuevo la atención de la opinión pública para hacer horribles predicciones sobre la Enfermedad de los Legionarios. Después de los esfuerzos masivos de investigación del gobierno y de los implacables informes de los medios de comunicación acerca de una nueva enfermedad contagiosa, la forma de neumonía común llamada "del Legionario" terminó cobrando las vidas de menos de 30 personas a nivel nacional. Más tarde se descubrió que del 20 al 30 por ciento de los estadounidenses son positivos a las bacterias Legionella, un **microbio** común que se encuentra en los sistemas de agua en todo el país.[12] La preocupación del CDC por las enfermedades contagiosas contrasta con el hecho de que todas las enfermedades infecciosas juntas cobran las vidas de menos del 1% de los estadounidenses en la era moderna.[13]

El SIDA en los Estados Unidos

- El SIDA es una categoría, no una enfermedad.
- Existen 29 enfermedades familiares en esta categoría, incluyendo la neumonía, las infecciones por levaduras, la salmonelosis y cierto tipo de cánceres.
- Ninguna de estas enfermedades es nueva.
- Ninguna de estas enfermedades aparece exclusivamente en personas que resultan VIH positivas; todas aparecen en personas que son VIH negativas.
- Todos los estados físicos del SIDA tienen causas documentadas y tratamientos que no están relacionados con el VIH.

Virus: Organismo que consta principalmente de material genético dentro de un revestimiento de proteína. Dependiendo del tipo de virus, el ácido nucléico puede ser ADN o ARN; en el caso de los retrovirus, el ácido nucléico es ARN. Los virus son incapaces de efectuar las actividades típicas de la vida como el crecimiento, la respiración y el metabolismo. Fuera de células vivas, los virus están totalmente inertes.

Microbio: Una diminuta forma de vida; un microorganismo, especialmente uno que causa enfermedades.

¿Es el VHI la causa del SIDA?

No existe ninguna prueba de que el VIH cause el SIDA. De hecho, todas las evidencias epidemiológicas y microbiológicas reunidas, demuestran, sin lugar a dudas, que el VIH no puede causar el SIDA o ninguna otra enfermedad. El concepto de que el SIDA es causado por un virus no es un hecho, sino una creencia dada a conocer durante una conferencia de prensa en 1984 por el Dr. Robert Gallo, un investigador al servicio de los Institutos Nacionales de Salud (NIH).[14]

El VIH es un retrovirus, un tipo de virus estudiado meticulosamente durante dos décadas por programas federales de salud que se enfocaban en la búsqueda de un virus del cáncer. La idea del cáncer contagioso fue una creencia popular en los años 6Os y 7Os. Ya que los retrovirus no tienen ningún mecanismo para matar células, y el cáncer es una enfermedad marcada por el crecimiento rápido de células, se consideró a este tipo de virus como candidato viable para ser la causa del cáncer. Sin embargo, las personas saludables viven en armonía con un número incalculable de retrovirus inocuos; algunos son infecciosos mientras que otros son **endógenos**, producidos por nuestro propio **ADN**.[15] Muy pocas enfermedades, si es que acaso existe alguna, han demostrado ser causadas por retrovirus en humanos.

En los 8Os, cuando el CDC empezó a dirigir su atención hacia el SIDA, Gallo y otros investigadores que se dedicaban al cáncer cambiaron su enfoque hacia ese dilema identificado recientemente llamado SIDA, y los mismos científicos del gobierno que se dieron a la búsqueda de un virus del cáncer, empezaron a buscar un virus que pudiera causar el SIDA.

El 23 de abril de 1984, Gallo citó a una conferencia internacional de prensa junto con el Departamento de Salud y Servicios Humanos de los Estados Unidos (HHS). Gallo utilizó ese foro para anunciar el descubrimiento de un nuevo retrovirus descrito como "la probable causa del SIDA." Aunque no presentó evidencia que sustentara esa suposición tentativa, el HHS la denominó inmediatamente "otro milagro de la medicina estadounidense... el triunfo de la ciencia sobre una temida enfermedad".[16]

Endógeno: Producido desde dentro; originado dentro de un órgano o una de sus partes.
ADN: Abreviatura usada por lo general para definir al ácido desoxirribonucléico, portador de la información genética en casi todos los organismos. El ADN controla las actividades de la célula, y especifica y regula la síntesis de enzimas y otras proteínas que hay en ella.

Más tarde ese mismo día, Gallo registró una patente para la prueba de anticuerpos conocida ahora como la "prueba del SIDA." Al día siguiente, el *New York Times* había convertido la propuesta de Gallo en algo seguro con la noticia en primera plana sobre "el virus que causa el SIDA", y todos los fondos para la investigación de otras posibles causas del SIDA se suspendieron abruptamente.[17]

Al anunciar su **hipótesis** a los medios de comunicación sin ofrecer datos que la comprobaran, Gallo violó una regla básica dentro del proceso científico. Los investigadores deben primero publicar en un diario médico o científico la evidencia en la que basan su hipótesis, y documentar la investigación o los experimentos que hayan realizado para idearla. Los expertos entonces examinan y discuten la hipótesis, e intentan reproducir los experimentos iniciales para confirmar o refutar los hallazgos originales. Cualquier nueva hipótesis debe defenderse frente al escrutinio de una crítica hecha por colegas, y debe verificarse con experimentos exitosos antes de que pueda ser considerada una teoría razonable.

En el caso del VIH, Gallo presentó una hipótesis no confirmada a los medios de comunicación, quienes a su vez la difundieron como si se tratara de una realidad demostrada, incitando a los funcionarios del gobierno a lanzar nuevas políticas en salud pública basadas en la idea, no comprobada, de un virus del SIDA. Algunos atribuyen estas violaciones del proceso científico a la atmósfera de terror y desesperación que rodeaba a la idea de una epidemia infecciosa.

Los datos que Gallo utilizó para elaborar su hipótesis del VIH/SIDA fueron publicados varios días después de su declaración. En lugar de sustentar su hipótesis, el trabajo revelaba que Gallo no había sido capaz de encontrar VIH (virus real) en más de la mitad de los pacientes de SIDA que formaron parte de su estudio.[18] Aunque sí pudo detectar anticuerpos en la mayoría de ellos, los anticuerpos por sí mismos no son indicativos de la presencia de una infección, y sí señalan inmunidad por infección.

Su trabajo tampoco proporcionó una explicación creíble a cómo un retrovirus puede causar el SIDA. Gallo sugirió que el VIH destruía las células inmunes, pero 70 años de investigación médica habían demostrado que los retrovirus son incapaces de matar células, y él no ofreció ninguna prueba de que el VIH difería de otros retrovirus inofensivos. De hecho, toda la evidencia que puede citarse demuestra indudablemente que el VIH, como todos los retrovirus, no es **citotóxico**.

Hipótesis: Una suposición no probada aceptada tentativamente como base para realizar investigaciones y debates más profundos.

El enfoque de las preguntas sobre el VIH cambió rápidamente de cómo podía éste causar el SIDA a quien había encontrado el ya entonces valioso producto viral, después de que el doctor Luc Montagnier del Instituto Pasteur de Francia acusó a Gallo de robar su muestra de VIH. Una investigación del congreso determinó que Gallo había presentado datos fraudulentos en su trabajo original sobre el VIH, y que el virus que decía haber descubierto le había sido enviado por Montagnier.[19] Se llevaron a cabo negociaciones entre los gobiernos francés y estadounidense para establecer el descubrimiento y los derechos de patente.[20] Estas negociaciones acabaron en un arreglo entre Montagnier y Gallo, quienes compartieron el crédito como codescubridores del VIH y los derechos de propiedad de la prueba del VIH. A partir de entonces, Montagnier ha declarado que no cree que el VIH por sí mismo sea capaz de causar el SIDA.[21]

POR QUÉ EL VIH NO PUEDE CAUSAR SIDA[22]

- El VIH es un retrovirus. Los retrovirus no son citotóxicos; no matan a las células.
- El VIH comparte la misma estructura genética que todos los demás retrovirus conocidos. Cientos de retrovirus se encuentran normalmente en seres humanos saludables.
- Aun si el VIH pudiera matar a las células T, sólo infecta en promedio a 1 de 1 000 células T, lo cual no es suficiente para disminuir a las células T y ocasionar el SIDA.
- La mayoría de las personas saludables han tenido infecciones con virus que matan a las células, como es el caso del virus del herpes y de la mononucleosis. Estos virus infectan a millones de células T –hasta casi la mitad de todas las células inmunes– sin terminar con las células T y sin causar el SIDA.

Desde 1984, se han publicado más de 100 000 trabajos sobre el VIH. Ninguno de ellos ha podido demostrar razonablemente o probar eficazmente, ya sea en forma individual o colectiva, que el VIH causa el SIDA. Aunque Gallo afirmó que el VIH causaba el SIDA destruyendo las células T del sistema inmunitario, 20 años de investigaciones sobre el cáncer confirmaron que los retrovirus no son citotóxicos. De hecho, todavía no existe ninguna evidencia en la literatura científica que demuestre que el VIH sea capaz de destruir a las células T, directa o indirectamente.

Comparando al VIH con el Virus de la Varicela Zoster (VZV), la causa conocida de la varicela, se destacan algunas de las maneras en las que el VIH desafía las reglas de la ciencia y la lógica.

Citotóxico: Capaz de matar o dañar a las células.

El VIH desvirtúa las reglas de la Ciencia

VZV = Varicela	¿VIH = SIDA?
Los mismos síntomas en todos los casos	Diferentes síntomas dependiendo del grupo de riesgo
Anticuerpos naturales VZV, en ausencia de virus, indican inmunidad de por vida.	Anticuerpos naturales de VIH en ausencia de virus, se dice que indican o pronostican el SIDA.
El VZV (virus actual) es fácilmente encontrado en todos los casos de varicela	El VIH (virus actual) raramente se encuentra en los casos de SIDA.
El VZV (virus actual) es fácilmente encontrado en altas concentraciones dentro de los tejidos afectados de pacientes enfermos.	El VIH (virus actual) se encuentra raramente y sólo en bajas concentraciones en las células T de pacientes enfermos.
La replicación del VZV mata a las células.	La replicación del VIH no mata a las células
Casi todos los síntomas severos aparecen días o semanas después de la infección y antes de la inmunidad por anticuerpos (VZV+)	Los síntomas del SIDA se dice que ocurren años después de la infección y sólo después de la inmunidad por anticuerpos (VIH+)

El VIH es el único virus que se dice que causa un grupo de enfermedades ocasionadas por otros virus y bacterias, en lugar de provocar su propia enfermedad. Los expertos en SIDA también dicen que el VIH puede producir una reducción drástica de células inmunes, al mismo tiempo que causa la proliferación de células o cáncer.

Aunque se ha invertido más dinero en la investigación del VIH que en el total de todos los demás virus estudiados en la historia médica, no existe evidencia científica alguna que valide la hipótesis de que el VIH sea la causa del SIDA, o que el SIDA tenga una causa viral. Una buena hipótesis se define por su capacidad para resolver problemas y misterios, para hacer predicciones exactas y para producir resultados. La hipótesis del VIH no ha podido cumplir con ninguno de estos criterios.

Cientos de científicos en todo el mundo ahora piden una revisión oficial de la hipótesis del VIH. Para más información sobre sus esfuerzos, refiérase al *Grupo de Revaluación Científica de la Hipótesis del VIH/SIDA* en la página 127.

3 ¿Es exacta la "Prueba del SIDA"?

Muchas personas se sorprenden al saber que no hay tal cosa como una prueba para el SIDA. Aquellas que se llaman popularmente "pruebas del SIDA" no identifican o diagnostican el SIDA y no pueden detectar el VIH, el virus que se dice causa el SIDA. Las pruebas ELISA y Western Blot, usadas normalmente para diagnosticar una infección por VIH, detectan solamente las interacciones entre las proteínas y los anticuerpos que se cree son específicos del VIH; no detectan el VIH por sí mismo. Y en contra de la creencia popular, las pruebas más recientes de "carga viral" no calculan los niveles del virus actual en la sangre.

Todas las pruebas de anticuerpos de VIH son extremadamente inexactas. Una de las razones para la enorme inexactitud de las pruebas es que una gran variedad de virus, bacterias y otros **antígenos** pueden lograr que el sistema inmunitario fabrique anticuerpos que también reaccionan con el VIH. Cuando los anticuerpos producidos como respuesta a estas otras infecciones y los antígenos reaccionan con las proteínas del VIH, se registra un resultado positivo. Muchos anticuerpos encontrados en personas normales, saludables y libres de VIH, pueden originar una lectura positiva en las pruebas de anticuerpos de VIH.[23] Ya que la producción de anticuerpos generados por varias infecciones virales comunes puede continuar durante años después de que el sistema inmunitario ha vencido al virus, e incluso durante toda la vida, las personas que nunca han estado expuestas al VIH pueden tener reacciones **falso positivas** duraderas a las pruebas de VIH durante años o por el resto de sus vidas.

Los exactitud de una prueba de anticuerpos sólo puede establecerse al verificar que los resultados positivos se encuentren en personas que realmente tienen el virus. Esta norma para determinar la exactitud no existía en 1984, cuando se creó la prueba de anticuerpos VIH. En cambio, hasta el momento los resultados positivos de la ELISA son verificados por una segunda prueba de anticuerpos llamada VIH Western Blot, cuya exactitud se desconoce. Ya que la exactitud de las pruebas de anticuerpos VIH nunca ha sido debidamente establecida, no es posible afirmar que una

Antígeno: Substancia que puede desencadenar una respuesta inmune generando la producción de anticuerpos como parte del sistema de defensa del organismo contra la infección y la enfermedad. Muchos antígenos son proteínas extrañas (aquellas que no se encuentran naturalmente en el organismo); incluyen microorganismos, toxinas y tejidos de otra persona utilizados en el transplante de órganos. Antígeno quiere decir GENeración de ANTIcuerpos.

Falso Positivo: Indica una infección donde no existe.

prueba positiva indique la presencia de una infección activa de VIH, o incluso saber qué puede indicar.[24] En un estudio que investigó los resultados positivos confirmados por Western Blot, 80 personas con dos ELISA positivas que fueron "verificadas" por un Western Blot positivo, resultaron negativas en su siguiente Western Blot.[25]

Los anticuerpos producidos en respuesta a infecciones simples como un resfriado o una gripa, pueden originar una reacción positiva en una prueba de anticuerpos de VIH. Una vacuna para la gripe y otras inmunizaciones también pueden crear resultados positivos al VIH en las pruebas ELISA y Western Blot. Tener o haber tenido herpes o hepatitis, así como la vacunación para la hepatitis B puede crear una prueba positiva. La exposición a los microbios como los que causan la tuberculosis y la malaria, provoca por lo general resultados falso positivos, igual que la presencia de solitarias y otros parásitos. Estados como el alcoholismo, enfermedades en el hígado y sangre con alteraciones debido al uso de drogas, pueden estimular la producción de anticuerpos que reaccionen a las pruebas de anticuerpos VIH. El embarazo y los embarazos previos también pueden causar una respuesta positiva. Los anticuerpos producidos para actuar en contra de una infección por micobacterias y por levaduras, infecciones que se encuentran en el 90% de los pacientes de SIDA, originan resultados falso positivos en la prueba del VIH.[26] En un estudio, el 13% de los indios amazónicos que no tienen SIDA y que no tienen ningún contacto con personas fuera de su propia tribu, resultaron ser VIH positivos.[26] En otro informe, el 50% de las muestras de sangre de perros saludables reaccionó positivamente a las pruebas de anticuerpos de VIH.[27]

Antes de la idea de que el VIH causaba el SIDA, los anticuerpos virales estaban considerados como una respuesta normal y saludable a la infección, y como una indicación de inmunidad. Los anticuerpos por sí mismos no se empleaban para diagnosticar o predecir enfermedades. Antes del VIH, sólo las pruebas ELISA y Western Blot, las cuales habían mostrado corresponder con el hallazgo de virus reales, se usaban para diagnosticar las infecciones virales. No existe una evidencia científica y creíble que sugiera que estas reglas deben ignorarse para acomodar al VIH.

Además de ser inexactas, las pruebas de anticuerpos de VIH no están estandarizadas. Esto significa que no existe ningún criterio aceptado nacional o internacionalmente acerca de qué constituye un resultado positivo. Los estándares también varían de laboratorio a laboratorio dentro del mismo país o estado, e incluso pueden diferir de un día para otro en el mismo laboratorio.[28] Como lo reconocen los fabricantes del equipo para pruebas VIH: "No existe ningún estandar reconocido en la actualidad, para establecer la presencia o ausencia de anticuerpos VIH-1 y VIH-2 en la sangre humana." [29]

Diversos criterios para que una prueba Western Blot resulte VIH-Positiva[30]

		AFRICA	AUSTRALIA	REINO UNIDO	USA CDC1	USA CDC2	USA FDA	USA CRUZ ROJA
Gen ENV	p160 p120 p41	DOS CUALQUIERA	UNO O MÁS	UNO O MÁS	p120/ p160* y p41	p120/ p160* ó p41	UNO O MÁS	UNO O MÁS
Gen POL	p68 p53 p32	OPCIONAL	TRES CUALQUIERA	p31**			p32	CUALQUIERA
Gen GAG	p55 p40 p24	OPCIONAL	TRES CUALQUIERA	p24		p24	p24	CUALQUIERA

* El CDC se refiere a p120 y p160 como a una sola unidad: si aparecen anticuerpos a alguno de ellos, los otros automáticamente se consideran presentes

** Usado en lugar de p32 en el Reino Unido

La gráfica anterior ilustra sólo algunos de los criterios diversos acerca de lo que se considera una Western Blot positiva al VIH, y muestra cómo alguien puede cambiar efectivamente, de positivo a negativo con sólo cambiar de país. Las diversas normas para decidir que una prueba de VIH da resultado positivo, no están limitadas a los lugares y agencias mencionadas aquí; el criterio varía de un laboratorio a otro, y los resultados están abiertos a la interpretación. Una prueba no concluyente puede convertirse en positiva o negativa basándose en la preferencia sexual de un individuo, su historial de salud, su código postal u otros datos encuestados.

Las diversas proteínas utilizadas en las pruebas Western Blot para VIH están dispuestas en bandas que se dividen en tres secciones. Estas tres secciones están representadas por las abreviaturas ENV, POL y GAG. Las proteínas en la sección ENV corresponden a la membrana exterior o "envoltura" de un virus; POL se refiere a las proteínas comunes a todos los retrovirus, las cuales incluyen a la polimerasa y otras enzimas; GAG significa "grupo específico de antígeno" e incluye proteínas que forman el centro interno de un virus. Las bandas de proteína en cada sección se indican por la letra "p" y son seguidas de un número, el cual describe el peso molecular de la proteína medido en daltons. Por ejemplo, pl6O es una proteína ENV que pesa 160 daltons.

Es importante notar que ninguna de las proteínas usadas en las pruebas de anticuerpos VIH son especificas al VIH, y que ninguno de los antígenos que se dice son específicos al VIH se encuentran solamente en personas que resultan ser VIH positivas. De hecho, muchas personas diagnosticadas como VIH positivas no tienen estos "antígenos VIH" en su sangre.

Como se mencionó previamente, las últimas pruebas de "carga viral" al VIH no aíslan ni miden el virus real. Los fabricantes de las pruebas claramente afirman que la carga viral "no pretende usarse como una prueba de detección para el VIH, o como una prueba de diagnóstico para confirmar la presencia de una infección por VIH."[31] De hecho, las pruebas de carga viral no han sido aprobadas por la FDA con fines de diagnóstico y no se han verificado a través del aislamiento del virus. Para más información acerca de las pruebas de carga viral, por favor vea ¿Qué pasa con la carga viral? en la página 66. Por supuesto, el problema más sobresaliente con cualquier prueba de VIH, es que el VIH nunca ha demostrado ser causante del SIDA.

¿Apostaría su vida en una prueba de VIH?

"La única manera de distinguir entre las reacciones reales y las reacciones cruzadas es usar el aislamiento del VIH. Todas las afirmaciones de haber logrado el aislamiento, están basadas en un grupo de fenómenos detectados en el cultivo de tejido, ninguno de los cuales es efectivamente aislamiento y ninguno de los cuales es ni siquiera específico para los retrovirus... No sabemos cuántas pruebas positivas ocurren en ausencia de infección por VIH. No existe ninguna especificidad de las pruebas de anticuerpo VIH para la infección por VIH."

Bio/Technology Journal, 11:696-707, 1993

"Las pruebas de anticuerpos VIH no detectan un virus. Las pruebas buscan comprobar la presencia de cualesquier anticuerpos que reaccionen con varias proteínas que los expertos dicen que son específicas del VIH. Es un hecho que una prueba de anticuerpos, aunque se repita y salga positiva mil veces, no prueba la presencia de una infección viral."

Dr. Val Turner, revista *Continuum*, Vol 3 No 5, 1996

"Las pruebas de VIH son notoriamente inestables en África. Un estudio en 1994 publicado por el *Journal of Infectious Diseases* concluyó que las pruebas de VIH eran inútiles en África central, donde los microbios responsables de la tuberculosis, la malaria y la lepra son tan comunes que registran más del 70% de los resultados falso positivos."

Sacramento Bee, 30 de octubre de 1994

"Mientras que los funcionarios de Salud Pública y los políticos dicuten quién debe someterse a la prueba del VIH, la exactitud de la prueba en sí misma ha sido casi ignorada. Un estudio del mes pasado hecho por la Oficina del Congreso de Valoración Tecnológica encontró que las pruebas de VIH pueden ser de hecho muy inexactas. Para los grupos de muy bajo riesgo, personas que no usan drogas intravenosas ni tienen sexo con hombres homosexuales o bisexuales, 9 de cada 10 hallazgos positivos son llamados falso positivos, e indican una infección donde no existe."

US News & World Report, Noviembre 23, 1987

"Las personas que reciben inyecciones de gamaglobulina para la varicela, el sarampión y la hepatitis pueden resultar positivos al VIH aun cuando nunca hayan sido infectadas. La Administración de Drogas y Alimentos dice que una prueba positiva pudiera ser ocasionada por anticuerpos encontrados en casi todo el suministro de gamaglobulina en los Estados Unidos. La gamaglobulina está hecha con sangre de miles de donadores, y se administra rutinariamente a millones de personas todos los años como protección temporal contra muchas enfermedades infecciosas. El doctor Thomas Zuck, del Departamento de Sangre y Productos de Sangre de la FDA, dijo que el gobierno no había dado a conocer esta información, porque pensamos que haría más daño que bien."

USA Today, Octubre 2, 1987

"Hace dos semanas, un niño de tres años en Winston Salem, Carolina del Norte, fue golpeado por un automóvil y llevado de emergencia a un hospital cercano. Debido a su cabeza estaba rota y había derramamiento de sangre, el hospital realizó una prueba de VIH. Cuando la traumatizada madre estaba sentanda junto a la cama del niño, un doctor llegó y le dijo que su hijo era VIH-positivo. Ambos padres eran negativos. El doctor informó a la madre que necesitaba hacer una investigación con toda la familia y su círculo de amigos, porque alguien había abusado sexualmente de su hijo. No había otra manera, dijo el doctor, de que el niño resultara positivo.

Unos cuantos días después, la madre exigió una segunda prueba. Salió negativa. El hospital sostuvo una conferencia de prensa donde se hizo una confesión notable. En su esfuerzo por salvar al hospital de alguna acusación de haber obrado mal, un portavoz del hospital anunció que 'estas pruebas de VIH no son confiables; muchos factores pueden alterar las pruebas, como fiebre o embarazo. Todo mundo sabe eso.'"

Celia Farber, *Impression Magazine*, Junio 21, 1999

"Una mujer en Vancouver demandó a varios doctores del Hospital de St. Paul porque fue diagnosticada como portadora del virus del SIDA cuando en realidad no lo era. En un escrito a la Suprema Corte de la Columbia Británica, Liza Lebed afirma que cuando fue admitida en el hospital a finales de 1995 para dar a luz a una hija, le tomaron una muestra de sangre sin su consentimiento. La prueba reveló que era VIH positiva, así que dio al bebé en adopción y decidió realizarse una liga de trompas. Un año y medio después de seguir el tratamiento para el SIDA, averiguó que no era VIH positiva. La explicación que le dieron fue que se trataba de un error del laboratorio. Ella dice que debido a la negligencia del hospital, ahora es estéril y ha perdido a una hija."

Woman Sues St. Paul's, CKNW Radio 98, Junio 10,1999

Factores que se sabe que causan resultados positivos en las pruebas de anticuerpos VIH 32

Administración de preparaciones de inmuno-globulina humana reunidas antes de 1985 [10c]
Altos niveles de complejos circulantes inmunes [6c,33c]
Anticuerpos antígenos a los leucocitos en las células T [13c,48c]
Anticuerpos anti-carbohidratos [13c,19c,52c]
Anticuerpo anti-células parietales [48c]
Anticuerpos anti-colágeno (encontrados en hombres homosexuales, hemofílicos, africanos de ambos sexos y personas con lepra)[31c]
Anticuerpos de ocurrencia natural [5c,19c]
Anticuerpos con una gran afinidad al poliestireno (usado en los equipos de las pruebas) [3c,40c,62c]
Anti-Hbc 1gM [48c]
Anticuerpos HLA(para la clase I y II de antígenos de leucocitos)[7c,10c,13c,43c,46c,48c,49c,53c,63c]
Anti-hepatitis A 1gM (anticuerpo) [48c]
Anticuerpos anti-linfocitos [31c,56c]
Anticuerpos anti-microsomales [34c]
Anticuerpos anti-mitocondriales [13c,48c]
Anticuerpo anti-músculo liso [48c]
Anticuerpos anti-nucleares [13c,48c,53c]
Artritis reumatoide [36c]
Cirrosis hepática primaria [13c,43c,48c,53c]
Colangitis esclerosante primaria [48c,53c]
Desórdenes hematológicos malignos/linfoma[9c,13c,43c,48c,53c]
Enfermedades autoinmunes (lupus eritematoso sistémico, esclerodermia, enfermedad del tejido conjuntivo, dermatomitosis)[10c,29c,40c,43c,44c,49c]
Embarazo en mujeres multíparas[13c,36c,43c,53c,58c]
Especímenes tratados con calor[24c,48c,49c,51c,57c]
Falla renal [13c,23c,48c]
Fiebre Q con hepatitis asociada [61c]
Globulinas producidas durante las gamopatías policlonales (en los grupos de riesgo del SIDA) [10c,13c,48c]
Gripe [36c]
Hemofilia [10c,49c]
Hemodiálisis/falla renal [10c,16c,41c,49c,56c]
Hepatitis [54c]
Hepatitis alcohólica/enfermedad de hígado alcohólico [10c,13c,32c,32c,40c,43c,48c,49c,53c]
Herpes simple I y II [11c,27c]
Hiperbilirrubemia [10c,13c]
Hipergamaglobulemia (altos niveles de anticuerpos)[33c,40c]
Infección del tracto respiratorio superior (gripe o resfriado) [11c]
Infección viral reciente o exposición a vacunas virales [11c]
Infecciones virales agudas, infecciones virales del ADN [13c,40c,43c,48c,53c,59c]
Inmunización pasiva: recibir gamaglobulina o inmunoglobulina (como profilaxis contra una infección que contenga anticuerpos)[4c,13c,18c,22c,26c,42c,43c,60c]
Leishmaniasis visceral [45c]
Lepra [2c,25c]
Lupus eritematoso sistémico [15c,23c]
Malaria [6c,12c]
Microbacteria avium [25c]
Mieloma múltiple [10c,43c,53c]
Neoplasmas malignos (cánceres) [40c]
Otros retrovirus [8c,13c,14c,48c,55c]

Proteínas en papel de filtro [13c]
Reacciones cruzadas muy mal interpretadas en individuos saludables [10c]
Resultados falso positivos en otras pruebas, incluyendo la RPR (reactivo rápido al plasma, prueba para la sífilis[10c,17c,33c,48c,49c]
Ribonucleoproteínas normales humanas [13c,48c]

Sangre "viscosa" (en africanos) [34c,38c,40c]
Seropositivo para el factor reumatoide, anticuerpos antinucleares (ambos encontrados en la artritis reumatoide y otros autoanticuerpos) [14c,53c,62c]
Sexo anal receptivo [39c,64c]
Síndrome de Stevens-Johnson [9c,13c,48c]
Suero hemolizado (sangre en que la hemoglobina se separa de las células rojas)[49c]
Suero lipémico (sangre con altos niveles de grasa o lípidos)[49c]
Terapia de alfa-interferon en pacientes con hemodiálisis [54c]
Transfusiones de sangre [13c,36c,41c,43c,49c,63c]
Transplante de órganos [1c,36c]
Transplante renal [9c,13c,35c,48c,56c]
Tuberculosis [25c]
Vacuna para hepatitis B [21c,28c,40c,43c]
Vacuna para la gripe [3c,11c,13c,20c,30c,43c]
Vacunación contra el tétanos [40c]
Virus de Epstein-Barr [37c]

4 ¿Está aumentando la tasa del VIH?

El VIH no está aumentando. Según los cálculos más recientes del CDC, el número de estadounidenses VIH positivos no ha aumentado una sola vez, desde que se implantó para uso general la prueba de VIH en 1985.

En 1986, el CDC empezó a promover el cálculo de que de 1 millón a 1.5 millones de estadounidenses eran VIH positivos.[33, 34] Los medios de comunicación y las organizaciones del SIDA emplearon esta cifra para hacer la preocupante afirmación de que una de cada 250 personas en la nación estaba infectada con VIH. Cuatro años después, las estimaciones oficiales se redujeron a entre 800 000 y 1.2 millones, y en 1995, después de una investigación de la *NBC Nightly News*, el CDC disminuyó su estimado oficial una vez más, a entre 650 000 y 900 000, cifra que se sigue promoviendo hoy en día.[33 34]

Aunque el número de casos de VIH positivos ha dejado de aumentar, es importante advertir que las tasas de enfermedades venéreas como la clamidia, el herpes genital, la gonorrea y la sífilis han aumentado durante casi toda la epidemia del SIDA, y han sobrepasado por mucho, los casos de SIDA. Estos números contradicen la idea de que el "sexo seguro" ha impedido que el VIH se disemine.

VIH en perspectiva: enfermedades sexualmente transmitidas contra SIDA[35]
1981 a 1998 EUA

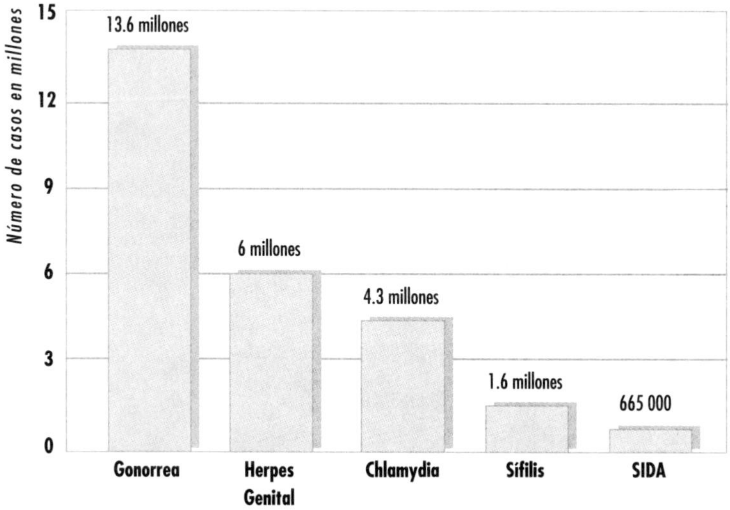

5 ¿Es el SIDA nuestra mayor amenaza a la salud?

En 1998, las muertes de estadounidenses con SIDA llegaron a 410 800. Éste es el total de la época conocida como epidemia del SIDA, un período que abarca cerca de dos décadas.[36] Incluidas en este total están las muertes por cualquier causa –accidentes, enfermedades no contagiosas, efectos colaterales de medicamentos, etc., –en personas diagnosticadas con SIDA.[37]

Sin hacer caso omiso a las muertes por SIDA o el profundo sufrimiento de los pacientes de SIDA y de sus seres queridos, es importante darle a este total una perspectiva comparativa: más de 400 000 estadounidenses mueren cada año de cáncer, y en este país hay más de 700 000 muertes anualmente debido a enfermedades cardiovasculares.[38]

Durante el período conocido como la epidemia del SIDA, 14 millones de personas murieron de enfermedades del corazón - 13.5 millones más que todas las que han muerto "de SIDA" –mientras que nueve millones sucumbieron al cáncer, lo que significa 8.5 millones más que aquellas consideradas con SIDA. De 1981 a 1998, los accidentes de automóvil

Muertes durante la epidemia de SIDA[38]
1981 a 1998 EUA

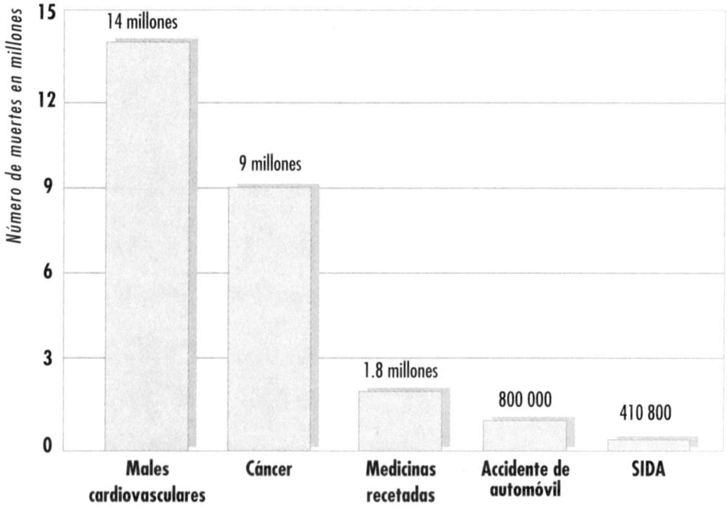

mataron a más de 800 000 estadounidenses - casi el doble de las personas que han fallecido "con" SIDA, mas no necesariamente "de" SIDA.

Los suicidios durante la epidemia del SIDA sobrepasan las "muertes de SIDA" en más de 100 000.[38] Perder la vida por reacciones adversas a fármacos recetados correctamente y tomados adecuadamente, superan las muertes "por SIDA" en Estados Unidos en más de 1.3 milliones.[39]

Aunque la mayoría de las personas asocian "epidemia" con SIDA, una de las últimas epidemias verdaderamente devastadoras en la historia, la influenza de 1918, cobró las vidas de 20 millones de personas en todo el mundo, en sólo un año.[40] Después de casi 20 años, los casos diagnosticados de SIDA en todo el mundo totalizan poco más de dos millones, e incluidos entre éstos están muchas personas que permanecen vivas y en buen estado de salud.[41]

¿Entonces, por qué imaginamos cifras enormes cuando pensamos en el SIDA? A diferencia del cáncer y de muchas otras enfermedades, los reportes de SIDA usan por lo general totales acumulativos. En otras palabras, los casos de muertes en el año actual se agregan a la suma total de todos los diagnósticos de SIDA o muertes que hayan occurrido, creando automáticamente una cifra mayor y la impresión de que el SIDA aumenta constantemente.

Asimismo, con frecuencia se utilizan cálculos y proyecciones en lugar de cifras reales con el SIDA. Por ejemplo, el Reporte sobre el SIDA de las Naciones Unidas de 1999, calcula que 2.5 millones de personas en todo el mundo murieron de SIDA en 1998, mientras que la Organización Mundial de la Salud (WHO) en su Registro Epidemiológico Semanal de noviembre de 1999, reporta que solamente 2.2 millones de personas en todo el mundo han siquiera recibido un diagnóstico de SIDA.[42] El cálculo estimado de la ONU se difunde ampliamente, mientras que el conteo real de WHO raramente recibe difusión pública.

Un hecho poco mencionado es que el SIDA no se encuentra entre las diez causas principales de muerte entre los estadounidenses. En las tasas anuales, las muertes por SIDA van detrás de los accidentes de vehículos de motor, de los accidentes no-vehiculares y de los eventos adversos, gripe y neumonía, diabetes, septicemia, enfermedad de Alzheimer y homicidio.[43] A menudo se informa que el SIDA es la causa principal de muerte entre los estadounidenses de entre 25 y 44 años.

Esta declaración inspira gran temor y preocupación hasta que se examina cuidadosamente. Sólo dos décimas partes del uno por ciento (0.2%) de personas dentro de este grupo de edad, mueren de cualquier causa cada año, y entre éstas, las muertes de SIDA representan aproximadamente cerca de tres centésimos del uno por ciento (0.03%). Sin embargo, ya que el SIDA constituye la categoría principal de muertes en aproximadamente 15% (85% de las personas dentro de esta edad mueren de otras causas), es posible calificar al SIDA como el principal asesino.[44] Para más información sobre el uso de las estadísticas del SIDA, vea Salud Pública, Relaciones Públicas y SIDA en la página 80.

Presentar al SIDA como nuestro principal problema de salud le da a éste una prioridad para recibir fondos de investigación mayores que los que reciben otros problemas que afectan a muchos más estadounidenses. De acuerdo con las averiguaciones del Instituto de Medicina, los gastos invertidos en investigación por NIH en 1996 promediaron $1,160 por cada estadounidense que murió de enfermedad cardiaca, $4,700 para cada uno de los que murieron de cáncer y más de $43,000 por cada una de las muertes en personas diagnosticadas con SIDA.[45]

¡Falsas Alarmas!

"Para 1990, uno de cada cinco heterosexuales habrá muerto de SIDA."

Oprah Winfrey, 1987 • *El Mito del SIDA Heterosexual*, 1990

"Para 1991, el VIH se habrá diseminado entre 5 y 10 millones de estadounidenses."

Newsweek • Noviembre 10, 1986

"Para 1991, 1 de cada 10 bebés puede ser víctima del SIDA."

Encabezado de *USA Today*, 1988

"Para 1996, de tres a cinco millones de estadounidenses serán VIH positivos, y un millón habrá muerto de SIDA."

Dr. Anthony Fauci, Director de NIAID • *New York Times*, Enero 14, 1986

"Sin la masiva intervención federal en el caso del SIDA, podría no quedar nadie para contarlo."

Secretaria del HHS Donna Shalala, 1993 • *Washington Times*, Junio 8, 1999

6 ¿Corremos todos el riesgo de contraer el SIDA?

A menudo se dice que todos corremos el riesgo de contraer el SIDA, pero las cifras reales dicen otra cosa. Después de casi dos décadas, los casos de SIDA en este país han permanecido confinados en 94% a los grupos de alto riesgo ya identificados desde el principio.[46]

El CDC coloca al 88% de los pacientes de SIDA estadounidenses en dos categorías: los hombres que tienen sexo con hombres o los que consumen drogas que se inyectan. Sólo el 10% de los norteamericanos diagnosticados con SIDA citan al contacto heterosexual como su único riesgo, y de éstos, cerca de la mitad (4%) mencionan haber tenido relaciones sexuales con usuarios de drogas inyectadas.

La clasificación de los casos del SIDA por grupo de riesgo depende enteramente de las respuestas voluntarias a las encuestas del CDC, un método de reunir información que está bien documentado como una fuente de distorsión e invalidez.[47] De hecho, en varios estudios de salud pública se demuestra que al hacerse una investigación más extensa, de las personas con SIDA que afirmaron inicialmente que el contacto heterosexual era su único riesgo, o que afirmaron no tener ningún riesgo en absoluto, del 65 al 99% después reconocieron haber usado drogas inyectadas y/o haber tenido relaciones homosexuales con hombres.[48]

Aunque los hombres que tienen relaciones sexuales con otros hombres son el grupo de riesgo principal para el diagnóstico del SIDA, esta información no sugiere que el sexo masculino homosexual sea causante del SIDA, o que todos los hombres que tienen sexo con hombres estén en riesgo.

Hay factores específicos que comprometen la salud y que están asociados con esto, pero que no son exclusivos de los hombres que tienen relaciones sexuales con hombres, y que se sabe que causan la inmunodeficiencia adquirida. Por favor remítase a *Si no es el VIH ¿Qué puede causar el SIDA?* en la página 89, para más información y aclaraciones. Es también importante considerar que los grupos de riesgo del SIDA están limitados a las seis categorías definidas por el CDC, y que éste acepta todas las respuestas a sus encuestas como exactas, en lo que se refiere a riesgos.

Casos de SIDA según los grupos de riesgo del CDC[49]

SIDA por Grupo de Riesgo		*SIDA por Estado de Salud*	
Hombres que tienen relaciones sexuales con otros hombres	53%	Ninguna enfermedad	67%
Consumidores de drogas inyectables	35%	Enfermedad	33%
Contacto heterosexual	6%		
Contacto heterosexual con consumidores de drogas inyectables	4%	*SIDA por Género*	
Receptores de transfusiones	1%	Hombres	85%
Hemofílicos	1%	Mujeres	15%

El riesgo del SIDA también está desproporcionadamente dividido entre hombres y mujeres en los Estados Unidos, con el 85% de casos de SIDA acumulados limitados a los varones.[50] En contraste con este hecho, la prueba de VIH realizada por el ejército estadounidense desde 1985, informa cifras casi iguales de resultados positivos al VIH tanto entre los nuevos reclutas hombres como en las mujeres.[51] Si el VIH fuera la causa del SIDA, deberíamos esperar igual número de casos de SIDA entre los hombres que entre las mujeres. En cambio, las mujeres nunca han representado más del 15% de todos los casos de SIDA a nivel nacional.

En una epidemia contagiosa, los profesionales de la salud que trabajan con los enfermos, normalmente corren el mayor riesgo de contraer la enfermedad. Sin embargo, durante toda la epidemia del SIDA, sólo se han reportado 25 casos entre los trabajadores de la salud que han afirmado que el peligro de contagio por su ocupación ha sido su único riesgo, y ninguno de estos 25 casos ha sido descrito en la literatura médica.[52] Aunque los informes del CDC indican que el 75% de los trabajadores de la salud son mujeres, 23 de estos 25 casos de SIDA (92%) son hombres.[54] También es interesante el hecho de que no existen técnicos de emergencias médicas, paramédicos, cirujanos o dentistas entre los 25 casos de SIDA ocupacional reportados por el CDC.[53]

En comparación con el SIDA, 1000 casos de hepatitis infecciosa se reportan cada año entre los trabajadores de la salud, quienes atribuyen su enfermedad al contagio debido a su trabajo.[54]

Preguntas acerca del SIDA

- ¿Por qué el 88% de los estadounidenses con SIDA se limitan a dos grupos de riesgo?
- ¿Por qué el 85% de los casos de SIDA en los Estados Unidos se encuentran entre los varones?
- Si el SIDA es un riesgo para la salud de todos, ¿por qué no se ha diseminado entre la población en general?
- Ya que los trabajadores de la salud están en más alto riesgo en cualquier epidemia, ¿por qué existen sólo 25 casos de SIDA ocupacional declarados entre los trabajadores de la salud después de cerca de dos décadas de SIDA?
- Si el SIDA es una enfermedad transmitida sexualmente (STD), ¿por qué los casos de sífilis, clamidia y gonorrea exceden por mucho a los de SIDA?
- Ya que las prostitutas tienen un alto riesgo a todas las enfermedades transmitidas sexualmente (STDs), ¿por qué no constituyen un grupo de riesgo para el SIDA?

Aunque el SIDA es a menudo mencionado como el principal riesgo de salud para los 26 millones de adolescentes en los Estados Unidos, de acuerdo al CDC, los nuevos casos de SIDA entre adolescentes norteamericanos en 1998 fueron sólo 293 –una disminución respecto al total de 403 del año anterior.[55] El gran total de casos de SIDA entre los estadounidenses de entre 13 y 19 años durante todo el periodo conocido como la epidemia del SIDA, es de 3 432. En Canadá, sólo se reportaron dos nuevos casos de SIDA adolescente en 1997, mientras que en ese mismo año, se estimaba que los adolescentes canadienses representaban la mitad de todas las 4 442 nuevas infecciones de gonorrea.[56]

El SIDA pediátrico es un tema popular en las noticias nacionales y es el eje de muchas recaudaciones multimillionarias, aun cuando han existido menos de 400 casos de SIDA entre niños de cinco años y menores durante cada uno de los años de la epidemia del SIDA.[57] Los estudios han mostrado que el 85% del SIDA pediátrico en los casos de Estados Unidos y Europa ocurren entre niños nacidos de madres que admiten haber usado drogas intravenosas durante el embarazo.[58] Los nuevos casos de SIDA pediátrico, al igual que los casos de SIDA en todas las categorías, han venido disminuyendo sistemáticamente desde 1993, y para 1998, sólo 10 estados reportaron más de 10 nuevos diagnósticos de SIDA pediátrico.

Todos los casos de SIDA entre niños de hasta 12 años durante la epidemia del SIDA suman menos de 8 500. Habría que comparar esto con el Síndrome de Muerte Súbita Infantil (SIDS) que durante el mismo período ha cobrado las vidas de más de 80 000 niños, todos menores de un año.[59]

Los cálculos actuariales demuestran que la posibilidad de resultar VIH positivo después de un solo acto sexual vaginal sin protección, con una persona que está fuera de los grupos de alto riesgo, es de una en siete millones, es decir, una posibilidad menor a la de ser alcanzado por un rayo, menor a la de morir envenenado con los alimentos en un restaurante de comida rápida, menor a la de ser herido en un ascensor, y casi igual a la de morir en un accidente de tránsito mientras se recorre una distancia de 16 kilómetros.[60]

7 ¿Está el SIDA devastando África?

Según el informe más reciente de la Organización Mundial de la Salud (WHO), el número total de casos reales diagnosticados de SIDA en el continente africano es casi igual al total de casos de SIDA en los Estados Unidos, aunque África, con sus 650 millones de habitantes, tiene más del doble de la población de los Estados Unidos.[61] África se menciona a menudo como el peor ejemplo de lo que podría pasar en Estados Unidos, a pesar de las cifras que demuestran que el 99.5% de los africanos no tienen SIDA, y que entre los africanos que son VIH positivos, el 97% no tiene SIDA.[62]

A diferencia de los Estados Unidos, el SIDA en África se diagnostica basándose en cuatro síntomas clínicos: fiebre, pérdida involuntaria del 10% del peso corporal normal, tos persistente y diarrea, y las pruebas de VIH no se requieren.[63] Los cuatro síntomas clínicos de SIDA son idénticos a aquellos asociados con enfermedades que son endémicas en el continente africano, como la malaria, la tuberculosis, las infecciones parasitarias, los efectos de la desnutrición, y lo insalubre del agua que se utiliza para beber y para bañarse. Estos síntomas son resultado de la pobreza y de otros problemas que han azotado al África y a otras áreas en vías de desarrollo del mundo durante muchas décadas.

¿Qué pasa con África?[64]

- El SIDA africano se diagnostica por cuatro síntomas clínicos:
  * Diarrea, fiebre, tos persistente y pérdida del 10% del peso corporal en un periodo de dos meses.
- No se requieren las pruebas de VIH para un diagnóstico de SIDA en África.
  * El 99.5% de los africanos no tiene SIDA.
  * El 97% de los africanos VIH positivos, no tienen SIDA.
- Los casos de tuberculosis, paludismo y sarampión superan en gran número a los casos de SIDA en África.
- El SIDA no es la causa principal de enfermedad o muerte en ninguna nación africana.

La idea de que el SIDA se originó en África sigue siendo popular, aunque nunca ha existido evidencia científica o epidemiológica que la compruebe. Los reportes noticiosos que sugieren que el VIH empezó en África como un Virus de Inmunodeficiencia en los Simios (SIV) se basan en especulaciones fantasiosas sobre los virus que dan saltos entre las especies, más que en una evidencia confiable.

El SIV sólo provoca síntomas parecidos a los de la gripe en algunos monos de laboratorio, y no origina ninguna de las 29 enfermedades oficiales que definen al SIDA. A diferencia de la infección por VIH, la cual se dice que origina la enfermedad sólo años después de la exposición, y a pesar de la presencia de anticuerpos protectores, el SIV provoca enfermedad a los pocos días de la infección, y si no es así, no lo hará en absoluto, y los monos salvajes conservan los anticuerpos del SIV durante toda su vida sin contraer nunca la enfermedad. Sólo se enferman los monos en circunstancias antinaturales, animales de laboratorio con sistemas inmunes subdesarrollados a quienes se inyectan grandes cantidades del SIV[65].

En un reciente intento por adelantar la hipótesis de una conexión entre el SIV/VIH, los investigadores usaron los resultados de pruebas de anticuerpos no específicos para alegar que tres chimpancés capturados en África Occidental habían sido infectados con VIH-1/SIV por transmisión sexual. Los esfuerzos por aislar el virus real de los animales reveló que dos de los tres chimpancés no tenían ningún virus, mientras que los investigadores admitieron que el virus encontrado en uno de ellos no estaba ni remotamente relacionado con el VIH. Su informe tampoco pudo explicar por qué los animales "infectados" no transmitieron VIH/SIV a ninguno de los otros 150 chimpancés que vivían en la colonia donde se les aisló, o por qué sus parejas y descendencia no eran positivas.[66]

Aunque África es el blanco frecuente de informes dramáticos difundidos por los medios de comunicación, los números reales de casos de SIDA diagnosticados en el continente son relativamente insignificantes. Por ejemplo, de 1981 a 1999 los casos acumulados de SIDA en Sudáfrica, considerado el nuevo epicentro del SIDA, suman sólo 12 825.[67]

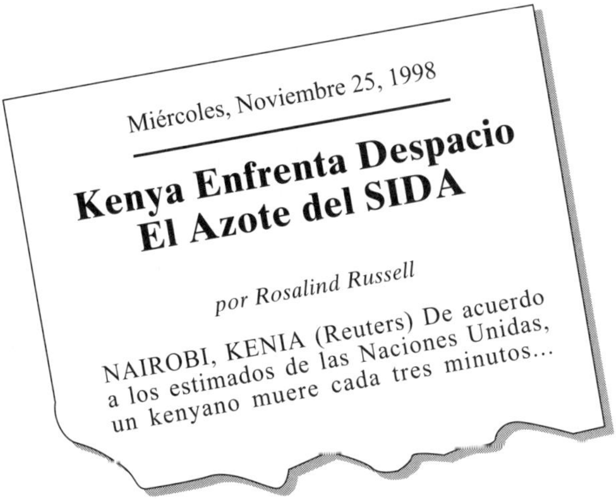

Miércoles, Noviembre 25, 1998

Kenya Enfrenta Despacio El Azote del SIDA

por Rosalind Russell

NAIROBI, KENIA (Reuters) De acuerdo a los estimados de las Naciones Unidas, un kenyano muere cada tres minutos...

Si estas noticias fueran ciertas...

- 480 kenyanos morirían de SIDA diariamente;
- 175 000 kenyanos morirían de SIDA cada año;
- 3 millones de kenyanos hubieran muerto de SIDA desde 1981.

El hecho es que en Kenya...

- Se han diagnosticado 81 492 casos de SIDA desde 1981 y muchos de ellos son personas que están vivas y en buen estado de salud.

Los cálculos infundados, más que el sexo sin protección, son los responsables del alarmante número de casos de SIDA que se dice occurren en África. Los estimados sobre el SIDA de las Naciones Unidas fueron citados como inspiración para un reciente reporte de noticias que afirmaba que "un kenyano se muere de SIDA cada tres minutos."[68] Si los kenyanos estuvieran muriendo en esta proporción, en sólo un año habría más del doble de kenyanos muertos de los que en realidad han sido diagnosticados con SIDA en todo el período conocido como la epidemia del SIDA.

En 1987, la Organización Mundial de la Salud (WHO) estimó que había 1 millón de VIH positivos en Uganda, nación que entonces era considerada el epicentro del SIDA. Diez años después, los estimados del WHO para Uganda permanecen sin cambio con 1 millón de VIH positivos, mientras el total de los casos de SIDA reales para 1998 es menor a 55 000 en este país de más de 20 millones de habitantes.[69]

El SIDA no es, como muchos creen, la principal amenaza para la salud en África; varios millones de casos de tuberculosis y malaria se reportan cada año en África, mientras que el total de casos de SIDA en el continente durante toda la epidemia ha estado sólo un poco por encima de medio millón. Por ejemplo, en 1996 se reportaron 170 000 casos de tuberculosis en Etiopía y menos de 850 casos de SIDA; los casos de tuberculosis en Sudáfrica llegaron a 91 000 comparados con los 729 casos diagnosticados de SIDA. De hecho, el SIDA no es la causa principal de enfermedad o muerte en ninguno de los países africanos.[70]

Debido a la gran exposición a la malaria, la tuberculosis y otras enfermedades que producen resultados falso positivos en las pruebas de VIH, muchos científicos, de las corrientes principales de pensamiento, cuestionan la validez de la prueba del VIH en África.[71]

8 ¿Los nuevos tratamientos con fármacos han causado la disminución del SIDA?

Los funcionarios del gobierno, las organizaciones del SIDA y los medios de comunicación coinciden unánimemente en que el reciente descenso en el numero de casos y muertes de SIDA es un hecho sin precedentes, debido a una nueva combinación de drogas que incluyen inhibidores de proteasa, químicos que se dice bloquean la multiplicación del VIH. Sin embargo, una mirada cuidadosa detrás de los titulares revela que no existe ninguna evidencia médica para apoyar esta afirmación popular sobre los inhibidores de proteasa o "cocteles combinados."

La disminución de muertes por SIDA atribuida a las terapias combinadas comenzó en realidad varios años antes de que los fármacos inhibidores de proteasa estuvieran disponibles para su uso general.[72] Ya que el primer inhibidor de proteasa recibió la aprobación de la Administración de Alimentos y Fármacos (FDA) en diciembre de 1995, una explicación más probable para la disminución de muertes, sería el cambio en la definición oficial del SIDA adoptada en 1993, la cual permite que los VIH positivos sin síntomas o enfermedad sean diagnosticados con SIDA. Desde 1993, más de la mitad de todos los casos recién diagnosticados con SIDA provienen de personas que no están enfermas.[73]

Casos de SIDA reportados antes y después de la aprobación de los inhibidores de Proteasa

1987 a 1998 EUA

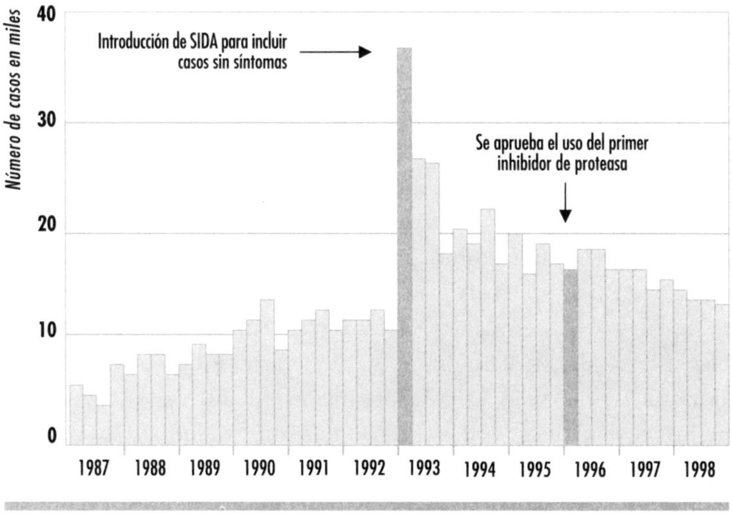

Los datos del CDC también muestran que la disminución de los casos de SIDA normalmente atribuida a los "cocteles para el SIDA", ocurrió durante tres años completos con anterioridad a la introducción de los nuevos medicamentos. Según el *HIV/AIDS Surveillance Report* del CDC, los diagnósticos de SIDA alcanzaron su nivel máximo en el tercer trimestre de 1991, aumentaron una vez en el primer trimestre de 1993 como resultado de la nueva y más amplia definición del SIDA proporcionada en 1993, y han disminuido cada año desde entonces.[75]

Las historias noticiosas de pacientes de SIDA que se levantan de sus lechos de muerte para correr maratones después de tomar los cocteles de medicamentos, sólo son eso: historias. En la ciencia, esos relatos son catalogados como anécdotas, un término que viene de la palabra griega anekdotos que significa inédito. Ninguna de las historias anecdóticas de recuperaciones atribuidas a nuevas combinaciones de fármacos ha sido probada por estudios controlados publicados en diarios médicos revisados por colegas, un hecho reconocido en la letra pequeña de los anuncios farmacéuticos:

- "*En este momento no hay ninguna evidencia de que el Ziagen le ayudará a vivir más, o a tener menor número de los problemas médicos asociados con el VIH o el SIDA.*"

- "*No se conoce todavía si Crixivan extenderá su vida o reducirá las probablidades de que adquiera otras enfermedades asociadas con el VIH.*"

- "*En la actualidad, no existen resultados de pruebas clínicas controladas que evalúen los efectos de Viramune en la incidencia de infecciones oportunistas o en la supervivencia.*"

- "*No se han hecho pruebas clínicas con Combivir.*"[76]

Los datos incompletos y no concluyentes de un estudio de 1997 se usan para afirmar que los índices de mortandad son más bajos entre los pacientes VIH positivos tratados con inhibidores de proteasa.[77] Este ensayo en particular terminó prematuramente antes de que pudieran obtenerse resultados estadísticamente significativos, y no se utilizó control de placebo que comparara los casos con tratamiento, con los casos de VIH positivos sin medicación; no se registraron los casos recurrentes de enfermedades que caen bajo la definición del SIDA, que aparecieron entre los participantes (excepto la neumonía recurrente), y los resultados mencionados en el reporte final son de sólo una pequeña fracción de los pacientes que participaron en el estudio.[78] La propaganda farmacéutica actual utiliza este estudio para declarar que sus nuevos fármacos han "demostrado ayudar a las personas con VIH a vivir vidas más largas y saludables" mientras que simultáneamente admiten que "debido a que el estudio concluyó prematuramente, no existen datos suficientes del impacto estadístico (de los fármacos) en la supervivencia." [79]

Aunque no hay ninguna evidencia de que las terapias de cocteles produzcan beneficios clínicos a la salud, los efectos colaterales bien documentados incluyen: dolor de cabeza, fiebre, náusea, vómito, diarrea, lesiones orales, dolor abdominal, fatiga severa, disfunción sexual, malestar general, salpullidos en la piel, una reacción de hipersensibilidad que puede provocar muerte súbita, daño al sistema nervioso, hígado crecido, falla hepática, cálculos y arenillas renales, deformaciones físicas que incluyen jorobas, mejillas hundidas y "miembros rígidos como palos," diabetes, enfermedades del corazón, y el "desenmascarar" varias infecciones oportunistas incluyendo la retinitis CMV (una infección viral que puede llevar a la ceguera), y sangrado espontáneo en los hemofílicos.[80]

Los reportes de los medios de comunicación que atribuyen la disminución del SIDA a los cocteles inhibidores de proteasa, a menudo dejan de mencionar el alto índice de fracaso que existe con los medicamentos, y el número importante de personas VIH positivas que o han dejado de tomar las medicinas porque no soportan los efectos colaterales intolerables, o de plano, nunca las tomaron. Estudios recientes indican que las medicinas fracasan en 50% de los casos, mientras que otros estudios hacen notar que hasta el 40% de los que comienzan a participar en pruebas piloto de inhibidores de proteasa se ausentan por efectos adversos; y como se lamenta el doctor James Curran, "menos del 10% de los pacientes de SIDA en los E.U. puede conseguir y tomar las nuevas medicinas maravillosas".[81] Para más información sobre las combinaciones de inhibidores de proteasa/quimioterapia que se conocen como "HAART", por favor consulte Informe preocupante sobre los combinados para el SIDA y ¿Qué pasa con la carga viral? en las páginas 60 y 66.

9 ¿Es cierto que el VIH tarda años en causar SIDA?

Durante más de una década, los científicos de todo el mundo estuvieron de acuerdo en que el VIH tenía un período de latencia, tiempo durante el cual permanecía inerte antes de volverse activo y causar la destrucción inmune. La idea de un período de latencia fue utilizada para explicar por qué el VIH no se comportaba como todas los demás microbios infecciosos, que causan enfermedad poco después de la infección, y por qué no se encontraban cantidades significativas de VIH activo en personas que eran VIH positivas.

Al principio, se pensaba que el período de latencia en los VIH positivos era de unos cuantos meses.[82] Después esto cambió a un año, luego a dos, y más tarde a tres y cinco años.[83] Como un gran número de personas que resultaron ser VIH positivas no desarrollaron SIDA como se predijo, el período de latencia se extendió hasta diez o quince años, y más recientemente, incluso a toda la vida.[84]

Justo cuando el aumento del período de latencia del VIH estaba bajo un férreo escrutinio, se reemplazó con el concepto de un VIH constantemente activo que se reproduce y destruye células a velocidades espectaculares, una hipótesis conocida como "carga viral." Los medios de comunicación, las agencias gubernamentales de salud, las organizaciones del SIDA, y la mayoría de los doctores especialistas en SIDA han aceptado sin crítica el concepto de la carga viral como un hecho. Los que defienden la teoría de la carga viral afirman que el VIH es agresivo y destructivo desde el mismo momento de la infección, y que el sistema inmunitario de una persona cuya prueba resulta positiva, se enfrenta a una lucha continua para mantener el virus controlado. Dicen que el VIH después de cinco, diez o quince años, probablemente gana la batalla, y destruye al sistema inmunitario.

La carga viral depende enteramente de conclusiones que se deducen de **pruebas de la reacción en cadena de polimerasa (PCR)**, y está basada en la noción errónea de que algunos fragmentos de material genético PCR que detecta parecen corresponder a la contabilización del virus real.

Reacción en Cadena de la Polimerasa (PCR): Técnica utilizada para detectar la presencia de mínimas cantidades de material genético en la sangre a través de replicación del ADN o ARN.

De hecho, el PCR es incapaz de detectar el virus en sí; sólo amplifica el material genético asociado con el VIH (ARN o ADN), y la "carga" producida por la prueba es un cálculo matemático, no un conteo de virus infeccioso.

Cuando se aplican métodos convencionales para el conteo de virus, una carga viral de 100 000 ha demostrado corresponder a menos de diez unidades infecciosas de VIH, una cantidad que es demasiado pequeña para inducir enfermedad.[85]

Contrariamente a la creencia popular, el PCR no puede determinar qué porción, si es que hay alguna, del material genético que detecta son virus infecciosos. De hecho más del 99% de lo que contabiliza el PCR no es infeccioso.[86] El Dr. Kary Mullis, quien ganó el Premio Nobel en 1993 por inventar el PCR, es miembro del Grupo para la Revaluación Científica de la Hipótesis del VIH/SIDA, y se opone a aquellos que afirman que el VIH es el agente causal del SIDA.[87]

Las cargas virales han sido medidas en personas que son VIH negativas y en pacientes de SIDA cuya prueba de anticuerpos de VIH es positiva, pero que no tienen VIH.[88] Los bajos niveles de carga viral no han sido correlacionados con la buena salud, con ausencia de enfermedades o con conteos altos de células T, mientras que las cargas virales altas no corresponden a un conteo bajo de células T o con enfermedades.[89] Para más información, por favor vea *¿Qué pasa con la carga viral?* en la página 66.

10 ¿Es cierto que las mujeres embarazadas VHI positivas transmiten el SIDA a sus bebés?

Por lo menos el 75% de los bebés nacidos de madres VIH positivas resultarán VIH negativos sin intervención médica.[90] Existen estudios que han mostrado que de las madres embarazadas que son VIH positivas y que se nutrieron bien, y recibieron un metódico cuidado prenatal, más del 90% de sus hijos salen con prueba negativa sin ninguna terapia de medicamentos.[91] Importantes expertos médicos reconocen que los niños necesitan hasta 18 meses para desarrollar su propia respuesta inmunitaria, y descartar los anticuerpos que les fueron trasmitidos por sus madres; asimismo afirman que la prueba del VIH antes de los 18 meses no produce resultados concluyentes.[92] A pesar de este hecho ampliamente aceptado, varios estados requieren pruebas obligatorias de anticuerpos VIH, para los recién nacidos en hospitales públicos.[93]

Como se explicó anteriormente, las pruebas de anticuerpos VIH no indican la presencia actual de virus y son incapaces de determinar si los anticuerpos que detectan son siquiera anticuerpos de VIH. Las pruebas más recientes de "carga viral" no detectan el virus en sí y no son aceptadas para uso diagnóstico. Aun cuando se administren después de los 18 meses de edad, ninguna prueba puede determinar si un niño realmente está infectado con VIH. A pesar de estos hechos, las pruebas se utilizan rutinariamente para diagnosticar infección de VIH en recién nacidos y niños. Los resultados de estas pruebas inexactas y aplicadas inapropiadamente son la base de todas las afirmaciones con respecto a las tasas de transmisión del VIH de madre a hijo, y para declarar que un bebé "tiene VIH."

A las futuras madres que en la prueba resultan VIH positivas, generalmente se les aconseja que aborten o que tomen AZT, un compuesto químico altamente tóxico creado originalmente para usarlo como un tratamiento para el cáncer. El AZT bloquea la formación de ADN –un proceso esencial para mantener la vida– y destruye todas las células en crecimiento, particularmente las nuevas células producidas en la médula ósea, donde se genera el sistema inmunitario. El AZT es un conocido **carcinógeno, mutágeno** y **teratógeno,** y hasta hace poco estaba **contraindicado** su uso durante el embarazo.[94]

Carcinógeno: Cualquier agente capaz de causar cáncer, como las fibras de asbesto y la radiación de alta energía. Los químicos forman el grupo más grande de carcinógenos.

El AZT fue aceptado para las futuras madres con base en las conclusiones de un solo ensayo, el ACTGO76, una prueba patrocinada por el fabricante de AZT. De acuerdo con este estudio, las tasas de transmisión del VIH fueron de 25.5% para los niños de madres no tratadas, y de 8.3% para los niños nacidos de mujeres tratadas con AZT.
Los resultados del ACTGO76 han demostrado que es imposible reproducirlo en estudios más extensos con mujeres embarazadas tratadas con AZT. De hecho, otros informes han mostrado que las futuras madres que consumen multivitamínicos prenatales experimentaron proporciones más bajas de transmisión que la proporción más baja de aquellas tratadas con AZT. Un estudio determinó que el uso de la vitamina A se correlaciona con un índice de transmisión de 7.2%.[95]

Los efectos del AZT en las futuras madres incluyen deterioro muscular, anemia severa, lesión en los nervios, daño hepático, desgaste muscular, linfoma, náusea aguda, diarrea y demencia. Los efectos del AZT en el desarrollo de los niños incluyen cabezas deformes, dedos extras, caras triangulares, albinismo, orejas en otro lugar, cavidades en el pecho, dedos palmípedos, anemia, aborto espontáneo, daño en los cromosomas, y puede ser necesario el aborto terapéutico en fetos severamente deformados.[96]

Las pruebas de rutina de anticuerpos VIH para mujeres embarazadas causan una preocupación particular ya que el embarazo en sí mismo puede hacer que los resultados de la prueba VIH sean positivos.[97] Aunque las reacciones cruzadas debido al embarazo están documentadas en la literatura médica y reconocidas por los fabricantes de la prueba, las pruebas de anticuerpo VIH han llegado a ser parte del chequeo prenatal normal, y son incluso obligatorias en algunos estados.

Un problema fundamental en la revisión de rutina usando incluso la prueba más exacta, es que los grupos de más bajo riesgo tendrán los índices falso positivos más altos. Esto ocurre porque la exactitud de una prueba se deteriora cuando se administra a poblaciones entre las cuales el microbio que se está probando raramente se encuentra. Ya que la incidencia de los resultados VIH positivos entre mujeres norteamericanas que se describen a sí mismas como libres de riesgo es del 0.01%, una

Teratógeno: Un agente que causa anormalidades físicas en un embrión o feto en vías de desarrollo. El fármaco talidomida es ejemplo de un teratógeno. Las agencias reguladoras de medicamentos normalmente se niegan a permitir que un fármaco se utilice durante el embarazo si ha probado ser teratogénico en cualquier especie.

Contraindicado: Una línea de tratamiento médico, como terapia con fármacos o cirugía, que no es aconsejable o que resulta imprudente debido a cualquier factor en la condición del paciente.

consecuencia de la revisión rutinaria para el VIH de todas las futuras madres es diseminar los resultados falso positivos.[98] Un estudio del VIH premarital informó que las pruebas de anticuerpo VIH con una supuesta especificidad de 99.8% y sensibilidad de 98.3% tenían una exactitud de menos del 15% cuando se administraban a este grupo de bajo riesgo.[99] Y estas cifras están basadas en definiciones sin validez y/o indeterminadas en especificidad, sensibilidad y exactitud, que no involucran pruebas confirmadas por la identificación de infecciones reales de VIH.

Otra consecuencia preocupante de solicitar pruebas de VIH a mujeres embarazadas es el tema que surge del tratamiento obligatorio con medicinas. Aunque los lineamientos del CDC afirman que "la discusión de las opciones de tratamiento no debe ser coercitiva, y la decisión final de aceptar o rechazar el AZT para ella y su hijo es derecho y responsabilidad de la mujer", estas discusiones raramente incluyen datos objetivos acerca de los efectos tóxicos de los fármacos para el SIDA o cualquier información que pudiera sustentar la decisión para rechazarlos.[100] La mayoría de los facultativos de la salud apoyan la idea de que una prueba positiva indica la infección con un virus mortal, y presentan la medicación para el SIDA como particularmente urgente y necesaria para las futuras madres.

Aunque el CDC dice que "la decisión de una (madre) de no aceptar el tratamiento no debe dar como resultado ninguna acción punitiva," los estándares sugeridos de la atención médica se han vuelto obligatorios por ley en algunos casos, y algunos niños han sido separados de padres que escogen no aceptar el tratamiento.[100] En un caso reciente, los funcionarios de salud pública en Eugene, Oregon, intervinieron cuando una madre VIH positiva rechazó la terapia con AZT para su hijo VIH negativo.[101] Como resultado de su decisión, ambos padres fueron acusados de negligencia, y el Estado tomó la custodia legal de su saludable hijo recién nacido, a quien se le administró un tratamiento con AZT durante seis semanas.[101]

Otra madre VIH positiva en Bangor, Maine, enfrentó serios cargos de "negligencia materna" por negarse a proporcionarle a su hijo medicamentos contra el SIDA que previamente ya le habían causado mucho daño.[103] Su hijo de cuatro años, VIH positivo desde su nacimiento, se había puesto tan anémico durante las 10 semanas del tratamiento para el SIDA, que requirió transfusiones sanguíneas, y experimentó un sinnúmero de efectos adversos que lo dejaron incapaz de caminar y con dolores casi continuos.[104] La madre interrumpió el tratamiento después de percatarse de que el niño recuperaba la salud cuando dejaba de suministrarle los fármacos. Después de que una Corte de Distrito falló a su favor, se presentó una apelación ante la Suprema Corte del Estado en contra de tal decisión. En ese caso, a la madre se le concedió el derecho de mantener a su hijo alejado de los medicamentos para el SIDA, y de conservar su custodia.[105]

Mientras se editaba este libro, las autoridades de Montreal, Canadá, se apropiaron de los niños de una mujer VIH positiva, que había permanecido sana y sin medicación durante 13 años, después de que ella rechazó el tratamiento de VIH para sus dos hijos. La Suprema Corte de Quebec accedió a demorar la administración de los medicamentos a los niños, de tres y siete años, y quedó pendiente la decisión de un juicio de custodia. La madre le dijo a la corte que los tratamientos para el VIH son experimentales y altamente tóxicos, y que su familia siempre ha sido saludable sin necesidad de utilizar fármacos.[106]

Efectos documentados del AZT, también conocido como Zidovudina, Retrovir-Zidovudina y ZDV. El AZT es también uno de los dos ingredientes activos en el Combivir.

"Los niños infectados de VIH-1 con madres que fueron tratadas con zidovudina tuvieron una 'mayor probabilidad de desarrollar una enfermedad severa', comparados con los niños sin tratamiento. Estos niños también tuvieron una probabilidad más alta de una severa supresión inmunitaria y una menor supervivencia."

Reuters Health, junio 2, 1999 en un reporte en la edición de mayo 28, 1999 en AIDS 13:927-933

"Las preocupaciones van en aumento por el estudio de un equipo del Instituto Nacional para el Cáncer, cerca de Washington, D.C. En el diario AIDS(Vol 13 p919), los investigadores reportan que el AZT se incorpora al ADN de las células sanguíneas blancas en las personas tratadas con el fármaco - incluyendo a las mujeres embarazadas y a sus bebés. Esto se debe a que el AZT se asemeja a la timidina, uno de los cuatro nucleótidos que constituyen el código genético. Olivero y sus colegas advirtieron que los cambios pueden aumentar la probabilidad de desarrollar cáncer."

Michael Day, *New Scientist*, junio 26, 1999

"Al revisar la frecuencia de defectos de nacimiento en esta población [de mujeres VIH positivas que tomaron AZT durante el embarazo] notamos ocho defectos de nacimiento (10%) en 80 casos de nacimientos de productos vivos."

Kumar et al, El Uso de Zidovudina en el Embarazo: Un Reporte de 104 casos y la Incidencia de Defectos de Nacimiento *Journal of AIDS*, Vol 4 1994

"Las preocupaciones surgen de un estudio conducido por Stéphane Blanche del Hospital Necker en París. Él ha examinado los casos de cerca de mil mujeres embarazadas con VIH y encontró que ocho de ellas dieron a luz bebés que, aunque fueron VIH negativos, sufrieron de una enfermedad neurodegenerativa que mata a sus víctimas en la infancia. La enfermedad destacada por Blanche se piensa que es causada por anormalidades en la mitocondria, las 'fábricas' de energía dentro de nuestras células. Todas las madres de los bebés habían tomado una combinación de los medicamentos AZT y 3TC desde la semana número 32 de sus embarazos. Esta enfermedad es un desorden extremadamente raro de la mitocondria que podría esperarse en sólo 1 de cada 10 000 o en 1 de cada 100 000 nacimientos."

Michael Day, *New Scientist*, junio 26, 1999

"En la actualidad, los datos relacionados con los efectos del uso de ZDV en los índices de transmisión vertical (de madre a hijo) son no concluyentes e incompletos. Además, los efectos a largo plazo del uso de ZDV durante el embarazo y después del nacimiento en la mujer y en el producto resultante, todavía tienen que ser descubiertos. No ha sido eliminada aún la posibilidad de que esta medida que "reduce el riesgo", pueda no ser eficaz e ir en detrimento de la salud tanto de la madre como del niño."

Bennett, La Prueba Obligatoria para Mujeres Embarazadas y Recién Nacidos: ¿Un Mal Necesario?
AIDS/STD Health Promotion Exchange, 1998

"Un total de 172 participantes murieron (169 mientras tomaban AZT, tres mientras se encontraban tomando placebo)... Los resultados de Concorde no recomiendan el uso precoz de la zidovudina en adultos infectados con VIH que no presenten síntomas... Los representantes de la Fundación Wellcome, quienes también eran miembros del Comité Coordinador, se negaron a respaldar este informe."

Comité Coordinador Concorde, Concorde: MRC/ANRS Ensayo al Azar Controlado Doble-Ciego, de la Zidovudina Inmediata y Diferida, en la Infección VIH Libre de Síntomas *The Lancet*, Vol 343, Abril 9, 1994

"Después de una terapia antirretroviral de combinación administrada durante el embarazo, la mayoría de las madres VIH positivas y sus hijos desarrollaron uno o más eventos adversos, según los resultados de un estudio de observación. "

"El grupo del Dr. Lorenzi evaluó a 37 mujeres embarazadas con la infección de VIH y a los 30 infantes que habían nacido hasta el momento del estudio. Todas las mujeres recibieron dos inhibidores de transcriptasa inversa, y a 16 mujeres también se les suministró un inhibidor de proteasa. Entre los infantes, el incidente adverso más común fue el hecho de haber sido prematuros (10 niños), seguido de una profunda anemia (8 niños). Los investigadores también observaron dos casos de angioma cutáneo, dos casos de criptorquidismo y un caso de hepatitis transitoria. Dos niños cuyas madres se encontraban en triple terapia con un inhibidor de proteasa, desarrollaron hemorragia intracerebral que no puso en riesgo su vida. Un niño, expuesto también a la triple terapia, desarrolló atresia biliar extrahepática."

Reuters, 1° de enero, 1999

"Investigadores en Nueva York reportaron un caso de anemia severa en un niño recién nacido, la cual se originó probablemente debido al tratamiento de la madre VIH positiva con la combinación antirretroviral de zidovudina, lamivudina y zalcitabina. El niño estaba pálido y desarrolló dificultad respiratoria poco después de su nacimiento... 'fue diagnosticado con insuficiencia cardiaca congestiva de high output' además de una intensa anemia".

"La Dra. Wendy J. Watson del Centro Médico de la Universidad de Rochester y sus colegas excluyeron como causantes, a la infección, a las deficiencias nutricionales, a la leucemia congénita y a la aplasia congénita en las células sanguíneas rojas del niño. 'La causa de la anemia que amenaza la vida de nuestro infante se presume que sea una supresión de la médula ósea en el útero por uno o más de los agentes antirretrovirales administrados a la madre', reportaron en el ejemplar de mayo de The Pediatric Infectious Disease Journal."

Reuters, junio 8, 1998

"... la probabilidad estimada de desarrollar linfoma (no de Hodgkins) (en pacientes que toman AZT solo o en combinación) después de 30 meses de terapia fue del 28.6%... y después de 36 meses, de 46.4%."

Pluda et al, Desarrollo del Linfoma No de Hodgkins en un Conjunto de Pacientes con Infección de Virus de Inmunodeficiencia Humana Severa (VIH), Sometidos a Terapia Antirretroviral a Largo Plazo, Annals of Internal Medicine, 1990; 113(4):276-282

"Las consecuencias a largo plazo de la exposición prenatal y de recién nacidos a la zidovudina se desconoce. Los efectos a largo plazo del uso precoz o por plazo breve, de la zidovudina en mujeres embarazadas, también son desconocidos."

Retrovir, Compendio de Fármacos, de la Asociación Farmacéutica Canadiense , 1997; 1357-1361

"Un estudio a largo plazo del AZT que realizaba el gobierno federal y que empezó en agosto de 1991 e involucró a 839 niños en 62 hospitales, fue interrumpido. Un comité independiente que controlaba el ensayo recomendó su interrupción porque los niños que recibían el AZT presentaban índices más rápidos de progresión de las enfermedades, infecciones relacionadas con el SIDA, deterioro del desarrollo neurológico y muerte".

The New York Times, Febrero 14 1995

"Poder Comprobado Para el VIH: Por su bebé, por la promesa de estar allí para su familia, porque sus niños le recuerdan tomar su combinación de medicinas contra el VIH todos los días... No existen estudios adecuados y bien controlados del uso de Combivir (tabletas de lamivudina/zidovudina) en las mujeres embarazadas. El Combivir debe ser utilizado en el embarazo sólo si los beneficios potenciales superan los riesgos."

Anuncio de Glaxo Wellcome para el Combivir, abril 1999

El fabricante de AZT, Glaxo-Wellcome, reportó $2.35 miles de millones de dólares en ventas anuales de AZT y sus otros medicamentos antivirales en 1997. [107]

AZT: una medicina en busca de una enfermedad

El AZT no es un nuevo medicamento. No se creó para el tratamiento del SIDA y no es un antiviral. El AZT es un compuesto químico que se desarrolló –y se abandonó– hace más de 30 años como un tratamiento potencial de quimioterapia para el cáncer.[108] Antes de los primeros ensayos de fármacos para el SIDA en 1986, el AZT nunca había sido administrado a seres humanos.

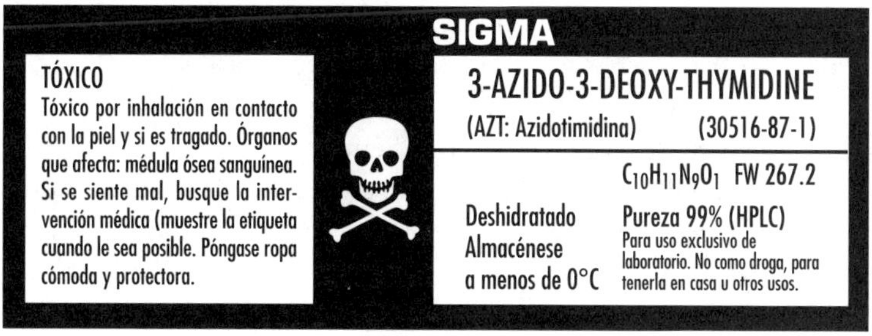

Copia de una etiqueta de AZT

Esta etiqueta ha aparecido en frascos que contienen cantidades tan mínimas como 25 miligramos, una pequeña fracción (1/20 a 1/60) de la dosis diaria recetada a un paciente, la cual es de 500 a 1500 miligramos.[109]

La quimioterapia funciona matando todas las células en vías de desarrollo en el organismo. Muchos pacientes de cáncer no sobreviven a la quimioterapia, debido a sus efectos destructivos en el sistema inmunitario y en los intestinos. Debido al daño que causa, la quimioterapia nunca se usa como prevención para el cáncer, y sólo se administra por espacios de tiempo limitados.

Ya que el cáncer es una enfermedad en la que las células crecen constantemente, el AZT fue diseñado para prevenir la formación de nuevas células, al bloquear el desarrollo de las cadenas del ADN. En 1964, los experimentos con AZT en los ratones con cáncer, mostraron que el AZT era tan eficaz para destruir las células saludables en desarrollo, que los ratones murieron de toxicidad extrema.[110] Como resultado, se le dio carpetazo al AZT y no se registró ninguna patente. Veinte años después, la compañía farmacéutica Burroughs Wellcome (ahora Glaxo-Wellcome) empezó una campaña para sacar al mercado el AZT como un fármaco contra el VIH, basándose en la idea de que el AZT bloquearía la formación de las cadenas de ADN del VIH. Glaxo-Wellcome consiguió la aprobación de la FDA para el AZT como tratamiento contra el SIDA, después de un estudio muy deficiente de sólo cuatro meses de duración.[111]

La aprobación de esta quimioterapia extremadamente tóxica para usarse en pacientes con SIDA estuvo basada en la información que sugería pensar que el AZT elevaba los niveles de células T, y retrasaba así la instauración de las enfermedades que indican el SIDA. El alza que se observó en las células T se interpretó como evidencia de que el AZT erradicaba el VIH de estas células, concepto para el que no existe ninguna prueba científica. Aunque el estudio se interrumpió antes de que se conocieran los efectos a largo plazo del AZT, sus defensores establecieron que el tratamiento estándar con AZT debía ser continuo y para toda la vida.

Un gran número de estudios independientes efectuados antes y después de la aprobación de la FDA, incluyendo el estudio Concorde - el estudio sobre el AZT más amplio (1 749 sujetos) y más largo (tres años de duración) - determinó que el AZT aumenta el conteo de células T sólo moderada y brevemente sin mejorar la salud, y que no retrasa la instauración de las enfermedades que indican el SIDA.[112]

El breve aumento en las células T que se notó al iniciarse el uso de AZT se debe a la naturaleza tóxica del fármaco y a la respuesta del sistema hematológico en vista de la destrucción de la médula osea.[113] Como el AZT destruye la médula ósea, el sistema hematológico intenta corregir esta reducción drástica con una sobreproducción de células T y así la creación a menudo de más nuevas células T que el número encontrado en la sangre de un paciente antes de empezar el tratamiento. Pero como la fuente de estas nuevas células T –la médula ósea– es destruida por el AZT, el nivel de células T disminuye, y causa finalmente la total destrucción del sistema inmunitario. La tolerancia individual y la absorción del AZT determinan el índice de supervivencia, con este compuesto tóxico.

Siguiendo las recomendaciones para la "intervención precoz", de un tercio a la mitad de VIH positivos que desarrollan SIDA lo hacen sólo después de tomar AZT. Estudios independientes han demostrado que el AZT en realidad acelera el decaimiento clínico y disminuye la calidad de vida, y causa a veces incluso la muerte antes de que aparezcan las enfermedades que definen el SIDA –hecho que se describe oficialmente como "muerte sin ningún evento previo que defina el SIDA." [114]

El concepto de la "mutación del VIH" se ha vuelto una explicación popular para la disminución de las células T observada en pacientes tratados con AZT. Los promotores de la hipótesis de la mutación, afirman que los efectos positivos del AZT disminuyen debido a las cepas mutantes del VIH que se vuelven resistentes al medicamento. No existe, sin embargo, ninguna evidencia científica que dé fundamento a esta afirmación.

¿El SIDA por receta?[115]

Las siguientes enfermedades son causadas por fármacos nucleósidos análogos (AZT, ddI, ddC, D4T y 3TC). Las enfermedades que están seguidas de un asterisco (*) son consideradas oficialmente como definitorias del SIDA:

Anemia (cuando requiere de transfusiones)	Linfoma (cáncer) *
Defectos de nacimiento	Desgaste muscular *
Diarrea *	Naúsea
Demencia *	Neuropatía
Deterioro de la fertilidad	Pancreatitis
Granulocitopenia	**Pancitopenia**
Pérdida de cabello	Ataques
Dolores de cabeza	Decoloraciones de la piel
Daño hepático	Aborto espontáneo
Pérdida del Apetito	Reducción drástica de las células T

Además de destruir a las células T, a las **células B** y a las células sanguíneas rojas que transportan el oxígeno a través del organismo, el AZT y otros medicamentos **nucleósidos análogos** destruyen los riñones, el hígado, los intestinos, el tejido muscular y el sistema nervioso central. Los fármacos nucleósidos análogos también interfieren con las actividades de las mitocondrias, las partículas subcelulares que son las fábricas de energía de cada célula viva en el organismo. Las mitocondrias contienen su propio ADN, el cual las hace vulnerables a los efectos de los nucleósidos análogos. El Epivir (3TC), Zerit (D4T), Hivid (ddC) y Videx (ddI) son todos, medicamentos nucleósidos análogos, que se recetan a pacientes VIH positivos como "antivirales." Todos son creados según el modelo del AZT, y todos funcionan de la misma manera.

Granulocitopenia: Pérdida o reducción del número de granulocitos, un grupo de células sanguíneas blancas que combaten la infección. Estas células blancas contienen una variedad de enzimas usadas para destruir a los agentes infecciosos.

Pancitopenia: Pérdida o reducción generalizada de las células sanguíneas blancas.

Células B: Uno de los dos tipos principales de linfocitos (células sanguíneas blancas). Las células B se transforman en células de plasma que segregan inmunoglobulinas o anticuerpos que destruyen a los microorganismos invasores. El efecto protector de las inmunoglobulinas se llama inmunidad humoral.

Nucleósido Análogo: Un compuesto sintético similar a uno de los componentes del ADN o ARN. Los nucleósidos análogos como el AZT actúan como un remate artificial a las cadenas del ADN, lo cual evita que las unidades reales de ADN se añadan. Por esta razón, a menudo se hace referencia a estos medicamentos como exterminadores de la cadena del ADN.

Informe preocupante sobre los inhibidores de proteasa y de "los Cocteles Combinados"

Los inhibidores de proteasa son una nueva clase de fármacos para el SIDA usados junto con compuestos de quimioterapia más antiguos, como el AZT y el ddl. La mezcla de estos tratamientos se llama "coctel combinado" o "terapia antirretroviral altamente activa" (HAART). La fórmula normalmente se compone de dos partes de nucleósido análogo por una parte de inhibidor de proteasa. De acuerdo con la creencia popular, esta mezcla ofrece una nueva fuerza a las antiguas quimioterapias y logra lo que los comunicados de prensa y los grupos del SIDA califiquen como resultados asombrosos sin precedente.

Aprobados después del más rápido y benigno proceso de revisión en la historia de la FDA, e inmediatamente aclamados como milagrosos por los medios de comunicación más importantes, los beneficios de los medicamentos inhibidores de proteasa siguen sin comprobarse. Más de cuatro años después de haberse permitido su uso, no existen aún reportes en diarios científicos que proporcionen evidencia de que existe mejoría en la salud en los pacientes a quienes se les administran estos fármacos tan poderosos.

Las afirmaciones de triunfo para los inhibidores de proteasa están basadas enteramente en los cambios de los "*surrogate markers*", **marcadores sustitutos**, estimados de laboratorio cuya exactitud y valor en la evaluación real de la salud, no está comprobada. En el único reporte publicado que dice que existen índices mayores de supervivencia en los pacientes tratados con inhibidores de proteasa, el estudio no utilizó controles de placebo sin ningún medicamento, no permitió el reporte de ningún evento recurrente definitorio del SIDA, excepto la neumonía, no incluyó datos de los pacientes, ofreció resultados de menos del 10% de todos los participantes, y terminó prematuramente después de una segunda etapa promedio de 38 semanas, cuando el resultado de las estadísticas de mortandad mostraban menos muertes en los pacientes tratados con el inhibidor de proteasa.[115] Los resultados de supervivencia entre los dos grupos –mortandad de 1.4% entre aquellos que consumían los nuevos medicamentos, 3.1% para los antiguos fármacos– no tienen importancia estadística, hecho que obliga a los anunciantes del fármaco a admitir que "debido a que el estudio se terminó pronto, no hubo datos suficientes para determinar el impacto estadístico de Crixivan en la supervivencia."[116]

Marcadores sustitutos: un resultado de prueba de laboratorio que sustituye a una indicación o diagnóstico clínico.

Un estudio realizado por los Institutos Nacionales de la Salud sobre los inhibidores de proteasa, el ACTG 315, se presenta como un éxito, aunque sus conclusiones se basan en un ensayo de sólo 12 semanas.[117] El doctor Michael Lederman, presidente protocolar y autor del estudio ACTG 315 reconoció que éste nunca fue diseñado para considerar la salud de un paciente. En cambio, los resultados se determinaban por los cambios en los marcadores subrogados o sustitutos de la "carga viral," una prueba que no diagnostica la enfermedad, no cuantifica los virus activos ni evalúa la salud.

La ausencia de datos en los efectos a largo plazo de los inhibidores de proteasa no ha impedido que las organizaciones ortodoxas del SIDA que promueven o suministran los fármacos, se conviertan en partidarios incondicionales. Al seguir la pauta de los medios de comunicación, su enfoque se ha centrado en asegurar el acceso generalizado a los tratamientos, más que en examinar la evidencia para asegurar que son seguros y eficaces. Los doctores especialistas en SIDA también han pasado por alto la notable falta de documentación a favor de las opciones de tratamiento ofrecidas por los inhibidores de proteasa. Y mientras los destacados titulares continúan asignando propiedades de salvavidas a estos medicamentos, la letra diminuta en los anuncios farmacéuticos, la siempre creciente lista de efectos colaterales, y el cada vez mayor número de experiencias infructuosas, que van desde deformidades físicas hasta muerte súbita, cuentan una historia completamente diferente.

Los inhibidores de proteasa se supone que trabajan al romper un eslabón enzimático en la reproducción del VIH. Las enzimas son proteínas que unen o rebanan a otras moléculas. Como todos los retrovirus, el VIH tiene tres enzimas: transcriptasa inversa, integrasa y proteasa, la cual corta las proteínas, un paso esencial en el proceso reproductor de un retrovirus. Los inhibidores de proteasa bloquean las proteasas y actúan como moléculas disfuncionales que toman el lugar de las funcionales e inhiben el corte de las proteínas. Todas las enzimas retrovirales son similares a varias enzimas humanas, y existen numerosas proteasas humanas, incluso unas que se requieren para la digestión de los alimentos.

Los inhibidores de proteasa son iguales a las medicinas nucleósidas análogas como el AZT en el hecho de que producen substitutos disfuncionales que interrumpen o impiden los procesos normales de las enzimas. Aunque los fabricantes de los inhibidores de proteasa afirman que los fármacos están específicamente dirigidos a la proteasa del VIH, la lista creciente de efectos colaterales contradice esta afirmación. Se ha demostrado que los nucleósidos análogos como el AZT, que una vez fueron promocionados como específicamente dirigidos al VIH, bloquean la construcción del vital ADN humano tan eficazmente como bloquean la formación del ADN del VIH. Ahora se sabe que el AZT, el dd1 y otros nucleósidos análogos bloquean el ADN dentro de la mitocondria, las partículas subcelulares que producen la energía requerida para la vida de todas las células.

La necesidad de la terapia de por vida con los cocteles inhibidores de proteasa se describe como absoluta, aunque los fabricantes del medicamento claramente afirman que "los efectos a largo plazo de los inhibidores de proteasa son desconocidos." La necesidad de apegarse rigurosamente a las terapias combinadas, es un tema popular en los reportes de noticias y en los seminarios de las organizaciones del SIDA. A los pacientes se les pide que consuman unas 30 píldoras por día en un horario de 24 horas, algunas tomadas con las comidas, otras con el estómago vacío, muchas que no pueden tomarse juntas, y se les previene que sin un estricto apego a las dosis y horarios, su virus mutará en uno nuevo, en cepas resistentes a los fármacos.

Según el doctor David Rasnick, un experto en proteasa que trabaja fuera del sistema del SIDA, la teoría del VIH resistente a la proteasa es completamente infundada. Rasnick, un pionero en el desarrollo de los inhibidores de proteasa destaca que: "nadie ha publicado jamás, datos de una proteasa de VIH resistente, que se haya encontrado en algún paciente. Las únicas proteasas de VIH, resistentes a inhibidores, que se han examinado han sido producidas en el laboratorio mediante la ingeniería genética."[118]

No obstante, se hace énfasis en las advertencias sobre las proteasas del VIH resistentes a los fármacos en los informes de los medios de comunicación que también especulan acerca de nuevas epidemias que se originarán cuando formas incontenibles de VIH se introduzcan a la población. Como lo anunció el investigador del SIDA, el doctor Bruce Walker en un reciente segmento de *Nightline* de la ABC News: "Ésta será la siguiente epidemia con la que nos enfrentaremos, la transmisión de virus VIH resistentes a los medicamentos."[119] Reportes como éste refuerzan la idea, sin importar lo insoportable de los efectos colaterales, de que un paciente que deja los fármacos se convierte en una amenaza para la salud pública. Este argumento de ciencia ficción ha inspirado a algunos funcionarios de la salud y a algunos legisladores a considerar leyes de tratamiento obligatorio para los VIH positivos.[120]

Quizás el logro más grande de los inhibidores de proteasa es la nueva vida que han inyectado a las campañas publicitarias del SIDA. Una epidemia de carteles y anuncios de plana entera en revistas sugiere a los VIH positivos "ponerse listos sobre el VIH" para "atacarlo pronto y duro" con medicinas "que han demostrado que ayudan a las personas a vivir vidas más largas y saludables,"[121] Sin embargo, muchos fieles defensores de los fármacos para el SIDA no están tan seguros. El muy importante científico del SIDA, doctor. Anthony Fauci expresó serias reservas sobre el uso de los inhibidores de proteasa por "personas que en otros aspectos se hallan saludables" en un reciente artículo para el Diario de la Asociación Médica Estadounidense *(Journal of the American Medical Association)*: "No sabemos si la intervención temprana en individuos asintomáticos dará como resultado un beneficio clínico a largo plazo, o si la toxicidad acumulada por los años de administración del fármaco será más fuerte que los beneficios potenciales."[122] Incluso el doctor Robert Gallo ha advertido que "estos fármacos son tóxicos... entre más se tomen estos medicamentos, mayor es la toxicidad".[123] El doctor Jay Levy, otro especialista de SIDA, de punto de vista convencional, mantiene que "estos fármacos pueden ser tóxicos y directamente perjudiciales a la natural respuesta inmune al VIH."[124]

Un examen cuidadoso de la letra pequeñita en los anuncios de los inhibidores de proteasa coloca en perspectiva las promesas hechas por modelos sonrientes: "Desde que Crixivan se ha comercializado, se han reportado otros efectos colaterales, como colapso acelerado de las células sanguíneas rojas, cálculos renales y falla renal. En algunos pacientes con hemofilia, el aumento en el sangrado ha sido asociado con el uso de los inhibidores de proteasa".[125] Los efectos colaterales antes de la comercialización, como diarrea, náuseas, infecciones por hongos, orina con sangre, debilidad, dolores de cabeza e inflamación del hígado, todos fueron casi ignorados por los activistas del SIDA que presionaron a la FDA para que diera su aprobación rápida.[126] La lista de los efectos colaterales después de la comercialización, continúa en aumento y contradice los primeros reportes sobre los cocteles, los cuales proclamaban: "Es increíble. No hay toxicidad. ¡Es un éxito total!"[128]

Las reacciones adversas documentadas en la actualidad incluyen retinitis CMV (una infección viral que a menudo produce ceguera), diabetes, falla hepática, deformidades físicas, falla y arenillas renales, salpullidos en la piel, agotamiento severo, pérdida del apetito, **pancreatitis**, diarrea, náusea y vómito, dolor en los músculos y articulaciones, **neuropatía**, disfunción sexual, fiebre, escalofríos, vértigo, dolor abdominal, depresión, desórdenes del sueño, y muerte súbita.[129]

En lo que no ha sido más que historias anecdóticas de recuperaciones milagrosas, bien difundidas en la prensa, los niveles más bajos de "carga viral" encontrados en algunos pacientes que han tomado cocteles de proteasa, parecen ser el único, y muy cuestionable resultado de estos tratamientos. Pero incluso las cargas virales "que no se pueden detectar" no son algo sin precedente en el tratamiento del VIH: el AZT ha disminuido estos niveles durante muchos años, sin resolver el SIDA. Un artículo de la revista POZ afirma que "en el estudio europeo Delta, un notable total del 40% de los participantes se volvió 'indetectable' (a la carga viral) con AZT/ddl; otro 5% lo hizo exclusivamente con el AZT. Durante una década hemos estado reduciendo la carga viral a niveles que no se pueden detectar. Pero si volverse 'indetectable' con los combinados de nucleósidos no ha detenido la progresión de la enfermedad y la muerte, ¿por qué lo 'indetectable' de las combinaciones de proteasa no reconoce el fracaso, excepto por el hecho de que no les hemos dado seguimiento a los pacientes el tiempo suficiente como para constatarlo?"[129]

Aunque los medios de comunicación atribuyen las recientes disminuciones en los casos de SIDA y en las muertes a los "cocteles para el SIDA", los informes de la supervisión del CDC indican claramente que los casos de SIDA y los índices de mortandad comenzaron a disminuir antes de que los cocteles fueran aprobados para su uso.[130] Algunos expertos atribuyen la disminución de las muertes por SIDA al hecho de que más de la mitad de todos los casos de SIDA reportados a partir de 1993 se han dado entre personas que han resultado ser VIH positivas pero sin tener ninguna enfermedad ni síntomas.[131] Los mismos reportes muestran que los casos de SIDA se nivelaron en 1991, y aumentaron sólo una vez desde entonces en el primer trimestre de 1993, cuando se añadieron más estados físicos y enfermedades a la definición del SIDA.

Para algunos, el coro de los entusiastas reportes de prensa sobre los inhibidores de proteasa, recuerda el lanzamiento del AZT hace doce años. "Una vez más, todo lo que tenemos son investigadores que hablan con los reporteros sobre estudios incompletos que no se han sometido al escrutinio del proceso de la revisión científica," declara el doctor Rasnick. "Y los investigadores implicados están patrocinados por las compañías que fabrican los fármacos en cuestión. No hay ninguna justificación para las afirmaciones que vienen de estas fuentes, particularmente porque ya hemos visto todo esto anteriormente".[132] Las declaraciones de éxito y aumento en la supervivencia gracias al AZT están basadas en ensayos abreviados, de menos de seis

---

Pancreatitis: Inflamación del páncreas; la pancreatitis crónica ocasiona diabetes a menudo.
Neuropatía: Cualquier enfermedad o desorden del sistema nervioso.

meses de duración, que fueron patrocinados por el fabricante de la medicina, el cual seleccionaba para publicarse sólo aquéllos ensayos con resultados favorables. El éxito era medido por el marcador subrogado (sustituto) de ese día, que era el aumento en los conteos de las células T, el cual ha probado ser cuando más, un fenómeno temporal y de valor clínico cuestionable. Como con el AZT, la euforia desatada por los inhibidores de proteasa, está basada en los estudios de los fabricantes que no han sido publicados, estudios tan breves que por lo general se miden en semanas más que en meses, y en el marcador subrogado de la "carga viral" reducida, una medición que no se ha correlacionado con beneficios reales para la salud. Aunque los medios de comunicación persisten en sus historias de los logros milagrosos de los inhibidores de proteasa, haciendo adeptos entre el público preocupado y los pacientes de SIDA desesperados, sólo el tiempo y la investigación independiente revelarán la verdad sobre la última "gran esperanza" de la guerra contra el SIDA.

Razones para dudar acerca de los medicamentos maravilla [134]

- No existen estudios a largo plazo que demuestren los beneficios para la salud o probabilidades de alargamiento de la vida para pacientes que toman las combinaciones de fármacos conocidos como HAART
- Estudios sobre el HAART demuestran que este fármaco en realidad hace cesar numerosas funciones del sistema inmmunlógico que se consideran esenciales para poder sobrevivir, incluyendo la actividad de muchos citokines, proteínas que disparan respuestas de vital importancia del sistema inmunológico.
- 30% de los pacientes que toman HAART padecen de lipodistrofía, un desorden en la distribución de la grasa y desorden metabólico, que puede resultar en ataques al corazón y en apoplejía, y causar bolas de grasa que se llaman "joroba de búfalo" y otras deformidades físicas.
- Los niveles disminuidos de carga viral que se dan en algunos pacientes que toman HAART no tienen correlación con salud, mayor número de células T, ni con mayores probabilidades de sobrevivir.

¿Qué pasa con la carga viral?

Un problema clarísimo que presenta la hipótesis del VIH/SIDA es que los investigadores han sido incapaces de encontrar suficiente VIH (virus real) en las personas que resultan ser positivas a la prueba, como para explicar la salud comprometida. Incluso entre pacientes que sufren casi todas las enfermedades severas que definen el SIDA, el VIH nunca se detecta en cantidades que pudieran causar la reducción drástica de las células inmunes.[134]

Para causar daño, un virus necesita infectar por lo menos un tercio de todas las células que ataca, las que en el caso del SIDA son las células T del sistema inmunitario, y matar estas células más rápido de lo que pueden ser reemplazadas. Por ejemplo, con la hepatitis o con un resfriado o gripe comunes, el virus responsable se encuentra fácilmente en cantidades que se miden en millones o miles de millones por mililitro (ml) de sangre, y nada puede impedir que el virus infecte todas las células susceptibles en el organismo, excepto la inmunidad antiviral. Con el SIDA, un promedio de sólo diez VIHs se encuentran por cada ml de sangre, y el signo normal de la inmunidad antiviral, o sea los anticuerpos, se dice que indica la enfermedad.[135]

Otra inconsistencia con la idea de que el VIH causa SIDA es que el VIH no es citotóxico. Esto significa que cuando el VIH se reproduce, no mata a la célula anfitriona. Otros virus que causan enfermedades son citotóxicos; destruyen a la célula que infectan cuando se reproducen, y rápidamente acaban con el 30 al 60% de las células que atacan. Desde 1984, cuando se aceptó que el VIH era la causa del SIDA, los investigadores del SIDA han propuesto un sinnúmero de hipótesis sobre la habilidad de los VIHs para destruir las células por medio de mecanismos elaborados e indirectos que no han sido probados aún, y han buscado en vano la manera de explicar cómo un virus que no es citotóxico puede acabar con las células T y causar el SIDA.

Durante casi una década, la idea de latencia fue usada para justificar algunas de las cualidades paradójicas atribuidas al VIH. Los expertos afirmaron que el VIH era un virus lento que permanecía inactivo o latente por un período, antes de volverse activo y destruir a las células inmunes. Esta idea obtuvo una aceptación universal a pesar del hecho de que no se encontraban cantidades significativas de VIH cuando éste debiera estar más activo, es decir, cuando los pacientes de SIDA estaban seriamente enfermos.[138]

Los cabos sueltos de la hipótesis del VIH finalmente parecieron atarse en 1995 con dos trabajos de un equipo de investigadores sobre el SIDA encabezado por el doctor David Ho del Centro de Investigación Aaron Diamond y el doctor George Shaw de la Universidad de Alabama. Ho y Shaw ofrecieron lo que tipificaron como evidencia indiscutible de que el VIH es activo desde el momento de la infección, y está presente en cantidades suficientes como para causar la destrucción masiva de las células T.[137] Dijeron haber encontrado un promedio de más de 100 000 VIHs por ml de sangre en pacientes de SIDA con un método para el conteo del virus basado en la nueva tecnología de la reacción en cadena de la polimerasa (PCR).

Sus trabajos afirmaban que el VIH siempre ha estado presente y activo en enormes cantidades, pero que su presencia y actividad no podían ser cuantificadas por métodos normales, y que los científicos estaban tratando de cuantificar algo equivocado. Hasta 1995, el método para encontrar y cuantificar un virus era por el aislamiento. Este método simple y directo ha sido aplicado con éxito a todos los virus, excepto al VIH. En cambio, los defensores de la carga viral afirman que los científicos deben buscar fragmentos de materiales genéticos, más que aislar el virus.

La PCR es una técnica innovadora que permite a los científicos tomar una muestra de sangre que contiene un número de moléculas ADN o ARN, que de otro modo serían indetectables, y producir cantidades detectables de fragmentos a partir de estas escasas moléculas originales. La revista *Forbes* describió a la PCR como "la versión biotecnológica de la maquina Xerox." El doctor. Kary Mullis, quien ganó el Premio Nobel por esta revolucionaria creación, explica que "la PCR hace posible identificar una aguja en un pajar convirtiendo a la aguja en un pajar."[138] Aunque la PCR ha ofrecido a la ciencia y a la industria una nueva y eficaz herramienta, su aplicación a la investigación del SIDA ha sido mucho más engañosa que útil.

Ho y otros investigadores emplearon la PCR para encontrar, no VIH sino fragmentos de ARN, el material genético en el núcleo viral. Usando la lógica que cada partícula de virus VIH contiene dos ARNs de VIH, supusieron que cada dos segmentos de ARN indicados por la PCR debían corresponder a un partícula viral VIH, y llamaron a la suma de lo copiado, multiplicado, contado y dividido, "carga viral."

La carga viral ha sido celebrada en la prensa como un asombroso y gran adelanto en la investigación del SIDA, y el doctor David Ho ha ganado numerosos premios, incluyendo el de Hombre del Año 1996 de la revista *Time*. La carga viral es también la medida por la que los nuevos fármacos para el SIDA se estiman efectivos. Los inhibidores de proteasa fueron aceptados para su uso, con base solamente en su supuesta habilidad para reducir la "carga viral." Los medios de comunicación, las organizaciones del SIDA y casi todos los doctores especialistas en SIDA han aceptado sin crítica la hipótesis de la carga viral como una realidad.

Según la hipótesis de la carga viral, miles de millones de VIHs infectan células T CD4 todos los días desde el momento en que una persona es expuesta al virus, y las células inmunes asesinas (las células T CD8) continuamente destruyen miles de millones de células CD4 que albergan la infección activa de VIH, mientras que nuevas células CD4 no infectadas, rápidamente reemplazan a los miles de millones que han sido destruidas por las células asesinas.[139] A la larga, después de uno a 15 años de esta batalla microscópica, el virus acaba con el sistema inmunitario y permite que las enfermedades que definen el SIDA se desarrollen. Los defensores de la carga viral afirman que la razón por la cual esta increíble actividad no había sido notada antes, es que las CD4s se reproducen tan rápidamente, que pocas células T infectadas con VIH logran llegar hasta la sangre donde pueden ser contabilizadas. [140]

Sin embargo, la hipótesis de la carga viral no puede responder a dos importantes y estremecedoras preguntas: si están presentes miles de millones de VIHs, ¿por qué es necesaria la PCR para encontrarlos? y si la PCR es la única manera en que puede detectarse el VIH, ¿cómo pueden los científicos verificar los resultados de la PCR?

Otro problema relacionado con la carga viral es que la PCR detecta y multiplica genes individuales, no virus, y a menudo sólo fragmentos de genes. Cuando detecta dos o tres fragmentos genéticos de una posible docena de genes completos, ésta no es una prueba de que todos los genes o el **genoma** completo esté presente, o que una partícula viral completa de VIH esté presente."[140] Más aún, una persona puede tener un genoma retroviral completo en sus células durante toda su vida sin producir nunca un solo virus.

Genoma: Un mapa bioquímico o cianotipo; el juego completo de factores hereditarios contenido en un sólo juego de cromosomas.

La FDA no ha aprobado la carga viral PCR para el chequeo del VIH o para usarse con propósitos de diagnóstico. El CDC reconoce que la especificidad y sensibilidad de la PCR son "desconocidas" y que "la PCR no se recomienda y no está autorizada para los propósitos rutinarios de diagnóstico."[141] La literatura de los fabricantes de la prueba de carga viral advierte que "la prueba no intenta ser usada como una prueba de chequeo para el VIH o como una prueba de diagnóstico para confirmar la presencia de VIH..."[142]

Aunque ninguna investigación ha estudiado específicamente las pruebas de PCR en sujetos VIH negativos, la literatura médica registra muchos incidentes de niveles detectables de carga viral encontrados en personas que son VIH negativas.[143]

Un grupo de investigadores del SIDA de la Escuela de Salud Pública John Hopkins lamentó recientemente, las inexactitudes de la carga viral PCR, y describió la prueba como inestable y costosa, cuando se realizaron varios intentos para verificar la PCR con resultados contradictorios.[144] Un reciente trabajo del investigador re-evaluador del SIDA, el doctor David Rasnick, publicado en el *Journal of Biological Chemistry* (Diario de Química Biológica) demuestra que por lo menos el 99.8% de lo que miden las pruebas de carga viral son partículas de virus no infecciosos, y anota que la PCR debería reemplazarse por una prueba que cuantifique el VIH real en el plasma de la sangre.[145]

¿Se puede confiar en la carga viral?

- **Las pruebas de carga viral detectan y multiplican sólo fragmentos de genes, no VIH.**
- **Los fabricantes de la prueba advierten que la carga viral no puede confirmar la presencia de VIH.**
- **La FDA no ha aprobado las pruebas de carga viral para el uso diagnóstico.**
- **Las cargas virales se encuentran en personas saludables que son VIH negativas.**
- **Las cargas virales elevadas no se correlacionan con un conteo bajo de células T o con enfermedades.**
- **Las cargas virales bajas no se correlacionan con conteos elevados de células T o con bienestar.**

Aunque las pruebas de carga viral PCR son incapaces de distinguir virus infecciosos de trozos de fragmentos genéticos no infecciosos, son incapaces de medir la cantidad de virus actual y no son aprobadas para el uso diagnóstico, las pruebas son utilizadas todos los días por los doctores especialistas en SIDA para diagnosticar infección por VIH y como base para recetar tratamientos a largo plazo de inhibidores de proteasa, compuestos de quimioterapia como el AZT, poderosos antibióticos y otros fármacos. La PCR se usa rutinariamente para diagnosticar infección de VIH en recién nacidos, y como justificación para tratar a los niños con AZT, Bactrim y otros químicos potentes.

Las mediciones de la PCR no se correlacionan con las cantidades de células T, con los síntomas clínicos del SIDA, ni con los niveles de VIH en co-cultivo.[146] En el único estudio publicado que compara los resultados de la carga viral con la detección de VIH por **co-cultivo**, un método de detección que puede inducir artificialmente la producción de virus aun cuando la sangre del paciente no contiene virus, el 53% de los pacientes VIH positivos con SIDA, que tenían niveles detectables de carga viral –muchos de ellos con cargas que superaban 200 000 y 300 000– tenían, sin embargo, cero VIH co-culturable.[147]

Varios expertos importantes en SIDA refutan la descripción de Ho del VIH abundante y descabelladamente multiplicado. Sus objeciones han sido publicadas en *Nature, Lancet* y otros periódicos científicos. Algunos, como el ex-investigador del gobierno para el SIDA, doctor Cecil Fox, rechazaron las ideas de Ho como "una especulación matemática no confirmada."[147] De acuerdo con el experto ortodoxo del SIDA, doctor Michael Asher, "los números (de la teoría de la carga viral) no concuerdan."[148] Otro destacado especialista en SIDA, el doctor Mario Roderer, considera que el modelo de la carga viral de la **patogénesis** del VIH es un asunto muerto ya que "varios estudios informativos y bien diseñados dieron por terminados... los dos artículos de *Nature*," mientras que el notable investigador del SIDA, el doctor Jay Levy advierte que "la medicina sufre cuando uno es desorientado por cifras que no son relevantes al problema clínico del que se trata...[148] Otros críticos son más contundentes y han denominado a esta nueva hipótesis del VIH como "una carga viral de basura."[149]

Co-cultivo: Detección de un virus en un ambiente de laboratorio artificial que contiene microorganismos o células duplicadas mezcladas con el plasma o células inmunes.
Patogénesis: El proceso por el que una enfermedad o desorden se origina y desarrolla. La patogénesis se aplica particularmente a los eventos celulares y fisiológicos involucrados en estos procesos.

¿Dónde está el VIH?

Al aceptar la hipótesis de Gallo sobre el virus del SIDA, los investigadores y médicos dieron por hecho que éste había aislado un retrovirus único, el VIH, y que las proteínas que había usado para elaborar las pruebas de anticuerpo VIH procedían de los aislamientos puros del virus. Sin embargo, desde el anuncio de su descubrimiento del VIH, varios científicos se han planteado preguntas muy serias sobre lo que se ha aceptado como aislamientos de VIH.

Según las afirmaciones de estos científicos, el VIH, a diferencia de otros virus, nunca ha sido aislado como una partícula estable e independiente.[150] Estos científicos aseguran que las imágenes del microscopio electrónico o las micrográficas de todos los VIH aislados, originalmente producidas por Gallo, y por otros investigadores del SIDA desde entonces, muestran algunos objetos que parecen ser retrovirus, junto con algunos otros agentes microbiales que claramente no son virus, y que entre estos, los objetos que parecen retrovirus, llamados VIH, son sólo observados en cultivos de células que han sido estimulados por ciertos químicos.[151]

El aislamiento es la única prueba directa e inconfundible de la existencia de un virus, y el aislamiento de un virus a partir del **plasma** sin cultivar de un paciente, es la única prueba de que una persona tiene una infección viral activa.[152] Los cultivos son ambientes artificiales de laboratorio que contienen microorganismos o células en replicación.

Normalmente, el verdadero aislamiento puede lograrse sin dificultad, ya que las personas con una infección viral activa tendrán grandes cantidades de virus en su plasma. Éste no es el caso con el VIH. De hecho, no existe ninguna evidencia de que alguien haya encontrado alguna vez lo que se conoce como VIH en plasma fresco. En lugar de esto, los investigadores del SIDA sólo son capaces de encontrar lo que ellos llaman VIH cuando agregan a los cultivos, plasma o células inmunes (co-cultivos) y químicos estimulantes. Ya que los cultivos artificialmente estimulados pueden inducir al ADN viral a producir virus, aun cuando el plasma del paciente no los contenga, encontrar virus bajo estas circunstancias, no constituye una evidencia de que el plasma del paciente contenga virus. El verdadero aislamiento requiere utilizar plasma fresco, sin cultivar.

Plasma: Solución natural que permanece cuando las células sanguíneas blancas se extraen de la sangre.

Cuando se puede aislar el virus del plasma fresco en el 99% de las personas que resultan positivas en exámenes de validación, la prueba puede ser considerada un 99% exacta. Cuando se utiliza el argumento de aislamiento en co-cultivo para evaluar los resultados de las pruebas positivas VIH, la exactitud es de 0 a 10% para los pacientes sin síntomas de SIDA, y aproximadamente del 40% para pacientes que tienen síntomas de enfermedades que definen el SIDA.[153]

La verdadera exactitud de las pruebas de anticuerpos VIH nunca ha sido establecida por una determinación de qué porcentaje de las personas que resultan positivas en las pruebas de anticuerpos VIH, tienen VIH real que puede ser aislado de su plasma fresco sin cultivar. Esto aunado al hecho de que lo que se llama VIH sólo ha sido observado en crecimientos artificiales de laboratorio estimulados por agentes químicos, ha llevado a algunos científicos a concluir que el VIH nunca ha sido aislado, y que todas las pruebas de VIH carecen de validez.

A los lectores interesados en más información sobre el aislamiento del VIH, se les recomienda que revisen los artículos a los que se hace referencia en *www.virusmyth.com*

Estos hechos, ¿son nuevos para ti?

¿Por qué no llegamos a la realidad sobre VIH y el SIDA? ¿Por qué los medios de comunicación promueven sin crítica las pruebas de VIH y la idea de que todos estamos en riesgo de contraer SIDA? ¿Por qué las organizaciones del SIDA patrocinadas con nuestros dólares, en impuestos y donaciones, omiten la información contenida en este libro de sus programas de educación y campañas publicitarias? Algunas respuestas a estas preguntas las podemos hallar al examinar nuestros sistemas de investigación y de recaudación de fondos para el SIDA, los cuales ofrecen poco incentivo para la revisión crítica, para la discusión abierta y para la innovación, pero que sin embargo, son la fuente de la mayoría de las noticias acerca del SIDA.

El total de dólares que proviene de los impuestos invertidos en el SIDA en la actualidad, excede de 50 mil millones de dólares. La recaudación de fondos aumenta cada año y es una de las únicas áreas del presupuesto federal que no ha enfrentado ninguna amenaza o cortes de presupuesto. La alta prioridad dada al SIDA está basada en el criterio de que el SIDA constituye una siempre creciente y generalizada amenaza para la salud de todos los estadounidenses. Ya que las instituciones de gobierno responsables de generar los informes oficiales del SIDA son los destinatarios de estos multimillonarios dólares para el SIDA, es comprensible que la información que difunden apoye, en lugar de desafiar la idea de que el SIDA es un gran problema que va en aumento. Sus informes oficiales son la base de casi todas las noticias –reportes sobre el SIDA que no son analizados o investigados antes de ser repetidos por los medios de comunicación y los grupos del SIDA.

Los reportes de investigación que los medios de comunicación pudieran hacer sobre el SIDA, generalmente no son bien vistos, debido a la sensibilidad que generan los muchos temas sociales y políticos que rodean al VIH y al SIDA. La conciencia del SIDA, las medicinas para el SIDA, el sexo seguro y las pruebas de VIH se encuentran entre los muchos conceptos sobre el SIDA que se han venido integrando a la cultura popular. La aceptación difundida de estos conceptos hace que los desafíos a las actuales opiniones sobre el VIH y el SIDA sean de gran controversia o incluso demasiado peligrosos para hablar de ellos. Como ha declarado el experto ortodoxo en SIDA y Premio Nobel, el doctor David Baltimore: "No hay ninguna duda de que el VIH es la causa del SIDA. Cualquiera que se levante públicamente y diga lo contrario, está animando a la gente a arriesgar sus vidas".[154]

El diario *Los Angeles Times* recientemente reconoció los factores que pueden influir en las noticias sobre el SIDA en "Protesta Impedida," un artículo que relata la decisión que tomó una estación de televisión local de alterar una transmisión que mencionaba la disminución en el SIDA: "Después de ser presionado por el Centro de Servicios a la Comunidad de Lesbianas y Homosexuales, la estación KCBS-TV Canal 2, ha revisado uno de sus editoriales sobre el SIDA, y suprimió la frase que mencionaba: 'Un nuevo informe del CDC indica que el SIDA ha disminuido en todas las categorías, y que no es una epidemia.'"[155]

Muchas organizaciones activistas del SIDA denuncian que una revisión crítica del VIH y el SIDA es equivalente a promover el sexo no seguro, y puede hacer que los VIH positivos abandonen o se rehusen a seguir el tratamiento farmacéutico adecuado. Uno de estos grupos, el *Proyecto Inform*, que es una organización de San Francisco que está en defensa de las medicinas, expuso su preocupación con relación a los críticos del SIDA ante la Academia Nacional de Ciencias. El fundador del *Proyecto Inform*, Martin Delaney, es un reconocido activista del SIDA a nivel nacional, y miembro del Consejo del SIDA del Instituto Nacional de Alergia y Enfermedades Infecciosas (NIAID). El Consejo Directivo Nacional del grupo incluye al co-descubridor del VIH, doctor Robert Gallo y al laureado investigador del SIDA, doctor David Ho. En 1997, Delaney solicitó a la Academia que expulsara a los miembros que realizaran desafíos públicos al paradigma del VIH=SIDA.[156]

En su carta a la Academia, Delaney denuncia a los científicos que ofrecen información que cuestiona el SIDA, poniéndola a disposición "de personas jóvenes y poco informadas que luchan contra la infección VIH, y cuya natural inclinación hacia negar su condición les brinda un método aparentemente legítimo de ignorar una prueba positiva de anticuerpos VIH, para dejar a un lado... el sexo seguro, y para renunciar al complejo desafío de una terapia con la combinación de muchos medicamentos." Sugiere que el SIDA es una área del sector salud que no debería examinarse en foros públicos, y concluye que "así como el derecho a la libre expresión no protege a la persona que grita 'fuego' en un teatro abarrotado, así tampoco la libertad académica ofrece protección para la conducta irresponsable de los científicos," y dibuja un paralelo de la conducta criminal al afirmar que "es difícil distinguir las acciones de científicos que enarbolan preguntas sobre el SIDA, de aquellas de un asesino en masa."

Adjunta a la apelación del *Proyecto Inform* se encuentra una lista de confirmaciones de apoyo. Entre los individuos y las organizaciones que se unieron a la campaña para restringir la discusión crítica de la ciencia del SIDA están: el Proyecto del SIDA en Los Ángeles; el Centro para Estudios de Prevención del SIDA del Instituto de Investigación del SIDA de la Universidad de San Francisco; FAIR (Fundación para el SIDA y la Investigación Inmunológica); el Consejo de Acción para el SIDA en Florida; la Fundación Unida para el SIDA; la Coalición Multicultural del SIDA S.A.; Estar Vivo; la red de estaciones *Resultar Positivo con Consciencia*; Gregory Britt, Director Ejecutivo de la Alianza de la Investigación del SIDA; el distinguido investigador del SIDA, doctor Michael Gottlieb; Brenda Freiberg, Presidenta de Política Pública en el Centro de Servicio del SIDA en Pasadena, California; Mary Lucey, Presidenta de Mujeres Vivas; y el doctor Martin Markowitz del renombrado Centro de Investigación *Aaron Diamond* en Nueva York.

La postura del *Proyecto Inform* en contra de la información que cuestiona el SIDA, no es insólita. Por ejemplo, La Fundación LA Shanti, una red de apoyo en Los Angeles, para las personas diagnosticadas con enfermedades terminales, recientemente mostró su actitud acerca de lo que muchos consideran como información sobre el SIDA que se orienta hacia la vida: Mi petición de que se me considerara como oradora para su seminario Una Vida Positiva para Nosotros *(PLUS 'Positive Living for Us')*, "un fin de semana para aquellos que han resultado VIH positivos... en el que los expertos proporcionarán información sobre tratamientos, nutrición, sexualidad, apoyo de los compañeros, beneficios públicos, seguros, asuntos legales y otros temas relevantes," no sólo fue rechazada, sino que mi carta con la petición se remitió a la Fuerza Asignada al Fraude sobre el SIDA de la FDA en California, y al Fiscal de Distrito de la Unidad del Fraude sobre el SIDA por el director del programa Plus, Ric Parish.[157] Cuando el periódico *The Valley Advocate* le pidió que comentara sobre el creciente movimiento para reconsiderar el SIDA, Nancy MacNeill, coordinadora del programa del Grupo de SIDA en Los Ángeles llamado Mujeres Vivas exclamó: "Los odiamos. Están difundiendo información peligrosa".[158] Greg Gonsalves, fundador del Grupo Acción para la Terapia que pertenece a la organización en defensa de las medicinas para el SIDA en la Ciudad de Nueva York, declaró que "la columna sobre el SIDA de la revista SPIN es una amenaza a la salud pública" por su inclusión de perspectivas alternativas para el

SIDA.[159] Imponer límites sobre qué información acerca del SIDA puede presentarse al público, restringe la conciencia pública de las diferentes ideas sobre el VIH y el SIDA.

Las organizaciones del SIDA que están en contra del cuestionamiento público de la ciencia del SIDA pueden estar influidas por los principales medios de comunicación, donde las noticias que desafían las percepciones comunes sobre el SIDA son inusuales. Los periodistas que cubren el SIDA muy pocas veces se ocupan de hacer reportes de investigación, y muchos de ellos han hecho carreras exitosas reiterando los puntos de vista oficiales sobre el SIDA. Los reportes sobre el SIDA que aceptan todo, han sido los que han ganado premios y han conseguido la fama de muchos escritores. Laurie Garrett de Newsday, por ejemplo, ha recibido dos Premios Pulitzer por su cobertura sobre el SIDA, y frecuentemente aparece en televisión al lado de prominentes investigadores del SIDA y funcionarios de salud. En un reciente número de la revista *Esquire*, Garrett describe la prueba PCR –que ni es indicada ni está aprobada para la detección del VIH, y que es incapaz de medir el virus real–, como una que cuantifica el VIH con "especificidad exquisita"[160]. En lugar de bambolear el barco propulsado por los puntos de vista del consorcio del SIDA, los prestigiados reporteros que cubren el SIDA, generalmente desechan o ignoran los desafíos a la hipótesis del VIH=SIDA.

Ya que las publicaciones destinadas a los VIH positivos están subvencionadas casi exclusivamente por los fabricantes de fármacos para el SIDA, no es de extrañar que los reportes críticos sobre el SIDA estén ausentes en estos medios. Para citar sólo un ejemplo, los promocionales farmacéuticos del SIDA llenaron 17 de las 31 páginas asignadas a los anuncios publicitarios en un número reciente de *A&U: America's AIDS Magazine* (Revista Estadounidense del SIDA). De las 14 páginas restantes, nueve fueron compradas por grupos que prestan servicios a la población, que consisten en ofrecer dinero en efectivo a cambio del endoso de pólizas de seguro de vida para los VIH positivos.[161] Los activistas del SIDA consideran que éste es un servicio humanitario, ya que le proporciona dinero en efectivo a personas que supuestamente van a morir. Muchos preferirían disfrutar el dinero de su seguro, antes que dejarlo a otra persona después de morir. Estos grupos de "*viatical settlement*", como se les conoce en E.U., pagan las pólizas, a un valor menor al pago que garantizan al morir el asegurado. Es un negocio importante en E.U.

Los laboratorios de investigación que realizan los estudios e informes que se convierten en noticias sobre el SIDA, todos dependen de alguna forma de los fondos federales. Desde la última mitad de los 1980s, el apoyo del gobierno a la investigación del SIDA toma como punto de partida el apoyo a la hipótesis del VIH. Las instituciones que dependen de los dólares del gobierno para subsistir, deben aceptar que el VIH es la causa del SIDA, y no se conceden subvenciones a los científicos o médicos cuyo trabajo desafíe la hipótesis del VIH. Por ejemplo, no se han concedido fondos para los estudios que comparan la salud de los VIH positivos que se encuentran con medicación y los que están sin ella dentro de grupos de control, ni para así llevar a cabo pruebas de carga viral y conteos de células T en VIH negativos, comparándolos con los grupos de alto riesgo del SIDA, ni para verificar la exactitud de las pruebas de los anticuerpos VIH, a través del aislamiento del virus actual, real, en personas con resultados positivos en la prueba.

Una víctima bien conocida del sistema de recaudación de fondos para el SIDA es el doctor Peter Duesberg, de la Universidad de California en Berkeley. El apoyo federal para su laboratorio no fue renovado después de su artículo publicado en 1987 en *Cancer Research*, el cual cuestionaba la hipótesis de Gallo del VIH y proponía una hipótesis alternativa para el SIDA.[162] Antes de 1987, Duesberg recibió un fondo fijo ya que había ganado el premio al Investigador más destacado del NIH. También fue candidato al premio Nobel por su descubrimiento de los oncogenes y es miembro de la Academia Nacional de Ciencias. Desde que retó a la hipótesis del VIH, Duesberg ha recibido del NIH, 21 rechazos consecutivos a solicitudes de fondos para investigación, así como de otras fuentes federales y estatales que otorgan fondos.[163]

Las donaciones de las compañías farmacéuticas son otra fuente importante de dinero para la investigación del SIDA, lo cual hace casi imposible que se den circunstancias objetivas en el estudio de medicamentos. Sorprendentemente, no se considera como conflicto de intereses cuando los investigadores del SIDA poseen acciones en las compañías cuyos productos evalúan, o cuando son contratados para llevar a cabo los ensayos de fármacos que se difunden en las publicaciones especializadas en medicina. De hecho, es práctica común para las compañías de medicamentos pagarles a los investigadores para que escriban artículos favorables sobre sus productos.[164]

Muchos científicos del SIDA, anteriormente empleados por el gobierno estadounidense, se han cambiado a empresas privadas del SIDA, una práctica que enturbia los límites entre las noticias, las relaciones públicas y los intereses privados. Por ejemplo, el ex director de los Centros Estadounidenses para el Control de la Enfermedad, doctor Donald Francis, utilizó su reputación al haber trabajado en el SIDA para el gobierno y su acceso a los medios de comunicación, para hacerse de 40 millones en capital de inversión privada, para su compañía VaxGen de vacuna para el SIDA.[165] En un reciente informe de la CNN sobre VaxGen, Francis promocionó una vacuna para el SIDA como "la única manera de detener a un virus que esencialmente es 100% fatal".[166] De hecho, la mayoría de las historias de los medios de comunicación que provocan temor al SIDA y elogian a los fármacos contra el SIDA, se derivan de publicaciones en la prensa o estudios generados por los creadores de esos fármacos. Ya que la industria farmacéutica, como cualquier otro negocio de lucro, busca aumentar ventas y rentabilidad, ampliar su base de consumidores y mantener una favorable imagen pública, es comprensible que sus comunicados de prensa realicen una campaña publicitaria que pregone el éxito continuo, en lugar de proporcionar información crítica o desfavorable. Sin embargo, sus comunicados de prensa raramente se cuestionan o se analizan antes de lanzarse como noticias.

Aunque las instituciones de instrucción superior en los Estados Unidos son consideradas como los sitios apropiados para la exploración de nuevas ideas, para el debate abierto y la discusión, éste no es a menudo el caso cuando se trata del SIDA. Tomemos simplemente un ejemplo reciente: los miembros del Consejo de Estudiantes Post Graduados de la Facultad de Medicina del *Einstein College* en Nueva York, fueron disuadidos de que su huésped invitado, el doctor Peter Duesberg, hablara en el campus. Después de que los alumnos lo habían elegido por encima del investigador ortodoxo del SIDA, doctor David Baltimore, y del Director del NIH, doctor Harold Varmus, Duesberg fue informado que los miembros de la facultad habían presionado a los estudiantes para cancelar el evento. Como lo explicó el presidente del consejo de estudiantes, Robert Glover: "El consenso general fue que muchas personas se ofenderían por la visita de Duesberg." [167]

Ya que los defensores del SIDA y los proveedores de servicios han pasado de ser grupos de base, a convertirse en corporaciones multimillonarias, se ha vuelto más difícil para los líderes considerar nuevas ideas y estrategias para resolver el SIDA. Por ejemplo, la fórmula de éxito para los 45 millones de la Fundación no lucrativa, AIDS *Health Care Foundation* en Los Ángeles, ha sido proporcionar medicinas para el SIDA a las personas que resulten VIH positivas.[168] Asimismo, mucho del dinero gastado por los grupos del SIDA, proviene de las donaciones de las compañías farmacéuticas. Por tomar simplemente un ejemplo, La Asociación Nacional de Personas con SIDA en Washington, D.C., recibe fondos de Merck, Glaxo-Wellcome, Roche y Bristol-Myers Squibb.[169] Estas condiciones ofrecen poco incentivo para desafiar las ideas populares sobre el VIH y el SIDA.

Se calcula que existen 90 000 organizaciones del SIDA en los Estados Unidos, aproximadamente una por cada seis estadounidenses que han recibido el diagnóstico de SIDA.[170] Pocos, si acaso existe alguno, de estos grupos evalúan las noticias que nos trasmiten en sus campañas de educación y toma de conciencia. La mayoría repiten sin analizar los comunicados de las agencias gubernamentales de prensa, de la industria farmacéutica y de los laboratorios subvencionados por el gobierno, y omiten cualquier otra información. Y la mayoría se niega a participar en discusiones públicas acerca de las preguntas expuestas en este libro.

Más de 100 grupos de SIDA, especialistas e investigadores del SIDA han rechazado mi invitación para participar en un diálogo público sobre la validez de la hipótesis del VIH/SIDA, de la exactitud de las pruebas del VIH y de la seguridad y eficacia del tratamiento con fármacos para el SIDA. Sus nombres se encuentran en el sitio web de *Alive & Well Alternatives* (Alternativas de Vivos y Saludables): *www.aliveandwell.org*

Salud Pública, Relaciones Públicas y SIDA

Después de casi dos décadas de advertencias sobre la inminente epidemia heterosexual del SIDA, ninguna se ha materializado. En contraste con las horribles predicciones, y a pesar de la difusión de las pruebas del VIH, el SIDA ha permanecido casi exclusivamente confinado a los grupos de riesgo originales.[171] Incluso dentro de los grupos de riesgo, las cifras nunca han alcanzado las proporciones esperadas y han disminuído, calladamente, durante más de cinco años. Como el SIDA en los Estados Unidos no ha mantenido su terrorífica reputación, nuestra atención es dirigida a otras partes del mundo donde los desgarradores estimados no son revisados y exceden por mucho a los diagnósticos reales.[172]

La información de los Centros para el Control de Enfermedades de los Estados Unidos revela que la disparidad entre los informes oficiales y los datos reales sobre el SIDA empezó en 1987. En aquel momento, las agencias de salud pública decidieron ignorar sus propios hallazgos para apoyar la idea de que "todo el mundo está en riesgo de contraer SIDA".[173,174] Aunque la epidemiología indicó que esta afirmación no era, y probablemente nunca sería verdad, la investigación de mercado cayó en la cuenta de que el apoyo generalizado para el SIDA sería imposible, a menos que éste fuera considerado como una extendida amenaza para la salud. Como respuesta a los estudios de Encuestas y Relaciones Públicas Gallup, el CDC se decidió por la estrategia de ignorar los hechos para poder "agilizar el apoyo de los fondos públicos".[174] Como reconoció el virólogo del CDC, el doctor Walter Dowdle: "Si el SIDA era considerado una enfermedad homosexual, o peor aún, una enfermedad de drogadictos, esto lanzaría a la enfermedad al sótano" en las prioridades para las subvenciones.

La temprana decisión del CDC de sobreestimar el SIDA y abultar los riesgos, dio lugar a una de las más exitosas campañas publicitarias de la historia. En 1986, la mayoría de los estadounidenses no se sentía en riesgo de contraer SIDA; para 1988, más de dos tercios pensaron que era probable que se tratara de una epidemia a gran escala, y para 1991, la mayoría creía que aun las parejas casadas enfrentaban un riesgo importante de contraer el SIDA.[174] Los dólares de impuestos federales asignados al SIDA se duplicaron el primer año de la campaña del anuncio del CDC, y para principios de los 9Os excedían mil millones de dólares anuales.

Aunque la preocupación y el apoyo para el SIDA se han multiplicado y ampliado entre millones de estadounidenses, el SIDA mismo no lo ha hecho. Esta discrepancia ha requerido de una dirección cuidadosa de la información y de la producción constante de anuncios, predicciones e informes de noticias, que perpetúen ideas sobre el SIDA que no coinciden con la realidad. En lugar de revelar números precisos y hechos fríos, la mayoría de las organizaciones de salud pública y del SIDA, junto con los medios de comunicación, distribuyen reportes que emplean porcentajes engañosos, estimados alarmantes o totales acumulativos para el SIDA, que enmascaran las realidades de la epidemia.

El uso de totales acumulativos hace posible citar cifras que siempre aumentan en los casos del SIDA, aunque realmente en la actualidad el SIDA va disminuyendo. Hasta 1997, a pesar de las disminuciones constantes que empezaron cuatro años antes, el SIDA en Estados Unidos era descrito casi universalmente como un problema que iba en aumento, una imagen apoyada por el uso de números de casos acumulativos. Por ejemplo, el total de nuevos casos de adultos en los Estados Unidos en 1996, fue 5 000 menos que en 1995, pero al sumar los casos de 1996 al número total de casos reportados desde 1981, la disminución de 5 000 casos se presentó como un aumento.[175]

Los cálculos en los porcentajes pueden convertir las reducciones en alzas y frecuentemente se usan para hacer que los números pequeños impresionen. Por ejemplo, en 1998 el número de nuevos casos de SIDA entre las mujeres, disminuyó en más de 2 000, pero al mismo tiempo, el porcentaje de casos totales que las mujeres representan, aumentó en un 1%. Esta diferencia del 1% en el porcentaje se usó para hacer la afirmación de que el SIDA ha aumentado entre las mujeres.[175] La advertencia de que los heterosexuales son el grupo de riesgo que más rápido contrae el SIDA, está basada en este mismo uso engañoso de porcentajes. De hecho, los casos de SIDA han disminuido en todos los grupos de riesgo desde 1993.[176]

Esta artimaña estadística no es exclusiva de los medios de comunicación estadounidenses, o de las organizaciones del SIDA en este país. En Canadá, una nación con una incidencia sumamente baja en el SIDA, los funcionarios del gobierno para el SIDA y los medios de comunicación exaltan los pocos casos que existen, y a menudo realizan su propia magia con los números. Por ejemplo, en 1995 los nuevos casos de SIDA diagnosticados entre las mujeres canadienses, sumaron 175. Esta cifra cayó a 165 en 1996, y luego a 88 en 1997. Los reportes de noticias no festejaron estas disminuciones o el hecho de que en un país con unos 15 millones de mujeres, se diagnosticaran sólo 88 mujeres con SIDA ese año. En cambio, el porcentaje de casos entre las mujeres aumentó del 8.8% de todos los casos del SIDA en 1995, a 15.4% de los casos de SIDA en 1997, lo que hizo que el Laboratorio Central para el Control de Enfermedades en Canadá (LCDC) afirmara que las mujeres con SIDA constituían "la más alta proporción (de casos de SIDA) observada desde que empezó el monitoreo de la epidemia."[177]

Estimados que pueden hacer que todo parezca posible se utilizan con frecuencia en los informes de noticias sobre el SIDA y en campañas publicitarias, y aunque la palabra "estimado" es indispensable para calificar las afirmaciones, a menudo es omitida de los anuncios y los informes de los medios de comunicación. Para citar solamente un ejemplo, los anuncios de la pulsera para el SIDA "Hasta que Exista una Cura" utilizaron letras mayúsculas en rojo sangre para proclamar: "16 000 personas por día son presentadas al VIH al resultar positivas."[178] Es necesario ponerse en contacto con la compañía que fabrica las pulseras para saber que la cifra utilizada en el anuncio es una aproximación basada en los cálculos globales de WHO, Organización Mundial para la Salud, los cuales ni siquiera están basados en resultados de pruebas de VIH. [179]

Los estimados de WHO para el SIDA en las áreas del mundo en vías de desarrollo, como es el caso de África, son la base para muchos informes de noticias. Aunque estos estimados guardan poca relación con las cifras reales de los casos de SIDA, la discrepancia puede ser explicada razonablemente por la necesidad de considerar un cierto número de casos de SIDA en personas sin diagnosticar. Sin embargo, la proporción aritmética entre los casos diagnosticados y los casos estimados varía inexplicablemente entre las naciones africanas, fluctuando de nueve casos de SIDA estimados por cada caso diagnosticado, hasta 69 por cada caso.[180] Por ejemplo, la proporción de WHO para el SIDA en Zimbabwe es de 10/1, mientras que en Mozambique, el país vecino, se utiliza una proporción de 48/1, la cual cambia a 33/1 al otro lado de la frontera de su vecino Sudáfrica.

Los estimados se combinan a menudo con las predicciones, una mezcla que puede producir resultados particularmente espectaculares. Un ejemplo reciente es el de una emisión de noticias de Reuters que anunció: "China tiene un estimado de 400 000 personas con VIH, aunque los casos confirmados (desde el inicio de la epidemia), sólo son unos 11 000." En este mismo informe, "expertos no identificados" se siguieron de frente al predecir que estos 11 000 casos podrían convertirse en "un millón para finales del próximo año."[181]

¿Puede estar equivocado el consenso popular?

A lo largo de la historia, las comunidades médicas y científicas han estado casi siempre en unánime acuerdo sobre causas y tratamientos de enfermedades que después han resultado estar totalmente equivocados. El consenso masivo o las teorías incorrectas a menudo han impedido investigaciones importantes y retrasado el desarrollo de las curas o de las terapias eficaces para muchas enfermedades, y han cobrado así un sinnúmero de vidas.

Varios protocolos médicos que una vez fueron considerados como la norma a seguir, más tarde resultaron ser dañinos, e incluso mortales. Por ejemplo, la edición de 1899 del Manual Merck, el prestigioso texto médico que los doctores en todo el mundo consideran como su Biblia, oficialmente recomendaba venenos como el arsénico, el cloroformo, el éter, el aceite de trementina, el mercurio y la estricnina como tratamiento para la anemia, el estreñimiento, los dolores de oído y los dolores de cabeza.[182] Antes de que los médicos de hoy en día estuvieran de acuerdo con que la exposición a los rayos X y otras formas de radiación causan daño genético y cáncer, la radiación se administraba rutinariamente para la amigdalitis, el acné, la tiña y el crecimiento de las glándulas linfáticas y timo.[183]

Breve Historia del Mal Manejo de las Epidemias		
Enfermedad	**Consenso Popular**	**Causa Real**
Escorbuto: Siglo XIX, Inglaterra	Microbio contagioso	Desnutrición: Deficiencia de Vitamina C
Beriberi: Final de 1800s Lejano Oriente	Microbio contagioso	Desnutrición: Deficiencia de Tiamina
Fiebre Puerperal: 1900s, Estados Unidos y Europa	No contagiosa	Contagiosa: Médicos que realizaban prácticas médicas no sanitarias
Influenza: 1918, Estados Unidos y Europa	Bacteria	Virus
Pelagra: 1920s, Estados Unidos y Europa	Contagiosa	Desnutrición: Deficiencia de Niacina
SMON: 1960s – 1970s, Japón	Nuevo Virus	**Iatrogénico** Medicamento farmacéutico

Iatrogénico: Inducido en un paciente por las acciones de un doctor.

La DES (Dietilstilbestrol), una hormona sintética que se administró en los 5Os para prevenir los abortos en las mujeres embarazadas, más tarde se descubrió que causaba cáncer cervical y esterilidad en las hijas de las mujeres que la habían tomado.[184] La Talidomida, un popular somnífero recetado durante esa misma época, se prohibió después de que causara deformidades en los miembros de muchos bebés que nacieron cuando las mujeres tomaban el fármaco. [185]

Durante los 6Os y 7Os, se originó una epidemia entera con el Clioquinol, una medicina por orden médica, ampliamente usada para la diarrea. Durante 15 años, los doctores y los científicos culparon a un virus por la aparición súbita de un nuevo desorden intestinal, y les recetaron a los pacientes la misma medicina que era la causa de su enfermedad. Cuando por fin el punto de vista de la minoría empezó a considerarse, y al fin fue prohibida la medicina responsable de la epidemia, ya miles habían muerto y muchas víctimas habían quedado ciegas o paralíticas.[186]

El flujo de efectivo que producen las "medicinas vitalicias" –medicinas para utilizarse durante toda la vida para controlar síntomas– tiene una gran influencia sobre el consenso en el ámbito de los cuidados para la salud hoy en día. Por citar simplemente un ejemplo, las úlceras de estómago tradicionalmente se achacaban al estrés, a la dieta o al exceso de ácido. Durante cincuenta años, los doctores recetaron rutinariamente medicamentos antiácidos para el alivio temporal –medicamentos que normalmente incitan al estómago a producir más ácido. La cirugía para quitar porciones de estómago o para cortar los nervios sensitivos en el mismo, era la cura por excelencia en el tratamiento de la úlcera, hasta que en 1976 llegó el Tagamet, un fármaco que bloquea la secreción del ácido.[187] Para 1980, las ventas anuales de Tagamet habían alcanzado $600 000 000 y llevaron a la revista *Fortune* a definirlo como: "uno de los productos más asombrosamente exitosos en la historia de los negocios en los Estados Unidos." En 1981, una medicina similar, el Zantac, fue aceptada para su uso, y desde 1988, se ha convertido en la medicina con más ventas en la historia.[188] Ninguna de las dos medicinas termina con las úlceras y el problema permanece crónico, aunque más manejable.

De hecho, las ganancias para tratar los síntomas corrientes de las úlceras puede ser que estén impidiendo el acceso a una cura simple y barata que se descubrió hace más de 15 años: dos semanas de antibióticos para acabar con la H pylori, bacteria responsable del 80% de las úlceras. Ya que los doctores confían en las compañías farmacéuticas para que los actualicen sobre los tratamientos y les proporcionen una instrucción médica continua, y las compañías farmacéuticas no promocionan los nuevos hallazgos, los pacientes y los profesionales de la salud permanecen ignorantes de los grandes adelantos.[189]

Sabiduría convencional: palabras de la corriente dominante

"No existe literatura científica revisada por colegas, que sea definitiva, sobre la eficacia a largo plazo de los inhibidores de proteasa; sin embargo sería criminal no usarlos."

Dr. Charles Carpenter, Director del Instituto Internacional de la Salud, Universidad Brown, *Rolling Stone*, marzo 6, 1997

"Información de seguridad importante: Aproximadamente el 5% (5 en 100) de los pacientes que toman ZIAGEN presentan una reacción alérgica seria que puede producirles la muerte. SI USTED TIENE UN SALPULLIDO EN LA PIEL, O DOS DE LOS SIGUIENTES SINTOMAS, DEJE DE TOMAR EL ZIAGEN Y LLAME A SU DOCTOR INMEDIATAMENTE: fiebre, náusea, vómito, diarrea o dolor abdominal, profundo cansancio, dolor o sensación de malestar general...

"Los efectos colaterales más comunes del ZIAGEN son salpullidos en la piel... fiebre... náusea y vómito, diarrea... dolor abdominal... cansancio... dolor en los músculos y articulaciones, sensación de malestar general... La mayoría de estos efectos colaterales no hace que las personas dejen de tomar ZIAGEN."

Anuncio de Glaxo Wellcome para el medicamento ZIAGEN contra el VIH, marzo 1999

"Si el virus no te mata, las medicinas que tomas lo harán".

Steve Gendin, coeditor, Revista *POZ*, enero 1999

"Uno de los principales obstáculos para tratar eficazmente el VIH, es que la mayoría de las personas no se sienten enfermas en el momento en que se les ofrecen los medicamentos contra el VIH. De hecho, es sólo después de empezar a medicarse que empiezan a sentirse enfermos."

Dra. Lori Swick, *The Toronto Star*, septiembre 24, 1999

"Aquí estamos, consumiendo montones de medicinas de las que nadie realmente sabe mucho... y como los investigadores siguen proponiendo medicamentos más nuevos y mejores de los que tampoco sabemos mucho, los tomamos de todos modos. Estamos consumiendo químicos que son totalmente, completamente, desconocidos para casi todos, inclusive para la naturaleza... pero con un poco de suerte, una perspectiva positiva y una buena nutrición, mejorará nuestra salud."

Jennifer Jensen, RD (fallecida) Consejera Nutricional de la Organización del Sida Being Alive (Estar Vivo), *Women Alive Newsletter* (Boletín Informativo de Mujeres Vivas), Septiembre 1997

"Algunos medicamentos nuevos para el SIDA han empezado a producir serias condiciones tóxicas en los pacientes: con mayor frecuencia se presentan las enfermedades prematuras del corazón, una peligrosa forma de obesidad conocida como lipodistrofía, y enfermedad del hígado. Lo que tenemos es una tremenda mejoría comparado con lo que solíamos tener, pero debemos encontrar maneras de reducir la toxicidad que amenaza la vida. Ése es el motivo por el que la búsqueda de una cura para el SIDA, aunque no sea probable, no debe detenerse."

Dr. Joep Lange, especialista en tratamientos para el SIDA, *The Globe and Mail*, mayo 4, 1999

"Los fracasos ocurren a diestra y siniestra ... No mueren de enfermedades tradicionalmente definidas como SIDA. No sé de qué mueren.. pero simplemente se consumen y se mueren. Aunque hacemos buenas suposiciones, son sólo suposiciones. No sabemos lo que estamos haciendo."

Dr. Michael Saag, investigador del SIDA, Universidad de Alabama en Birmingham, revista *Esquire*, abril, 1999

"Cuando no había un tratamiento efectivo [para el SIDA] el dinero que se malgastaba no importaba tanto."

Michael Weinstein, fundador (con 45 millones) de la organización no lucrativa del SIDA AIDS Health Care Foundation *The Wall Street Journal*, diciembre 20, 1996

"Si la diseminación del VIH continúa para el 2001, podría haber hipotéticamente 10 mil millones de personas infectadas... sin embargo, la población del mundo es de sólo cinco mil millones. ¿Podríamos estar enfrentando una amenaza de extinción en el transcurso de nuestras vidas?"

Theresa Crenshaw, Comisión del SIDA de la Presidencia, 1987,
Revista *SPIN*, junio 1995

"Recuerden la posición de APLA: el VIH es causa necesaria pero no suficiente como para causar el SIDA."

Lee Klosinski, Proyecto SIDA de Los Ángeles,
División Educativa, memorándum a los voluntarios del Buró de Oradores, abril de 1993

"Pregunta para discutir en clase: Acaba usted de leer algunas evidencias en pro y en contra de que el VIH es la causa del SIDA. Supongamos que está de acuerdo con la mayoría de los investigadores del VIH/SIDA en todo el mundo respecto a que el VIH es causante del SIDA, ¿piensa usted que llegará el momento en que los que no están de acuerdo con esta idea pierdan el derecho a hacer declaraciones a costillas del tiempo y del trabajo de los demás, y empiecen a preocuparse por la pobreza de sus argumentos y por el trabajo y la exasperación que han causado?"

AIDS Update 1999 (Actualización del SIDA 1999) libro universitario de texto
por el Dr. Gerald J. Stein Prentice Hall Inc.

"No sabemos cuáles podrían ser los efectos a largo plazo del uso del AZT durante el embarazo, pero hasta ahora no hemos visto efectos adversos a corto plazo... Ni siquiera un solo tumor. Ni uno solo... quiero decir que (los niños) desarrollan cáncer, linfomas y otros problemas similares... pero no hay ninguna razón para vincular estos cánceres con el AZT"

Dra. Ellen Cooper, investigadora titular del Estudio de la Transmisión entre las
Mujeres y los Niños, Revista *Mothering* (Maternidad), septiembre/octubre 1998

"Sé que hemos visto algunos dedos palmípedos... pero esos defectos de nacimiento son cosméticos y no interfieren con la vida."

Mary Caffrey, enfermera practicante, División Pediátrica del Centro Médico de la Universidad de San Diego, sobre los defectos de nacimiento generados por el AZT. Zenger's No. 63, septiembre 1999

"Todavía estamos muy confundidos sobre los mecanismos que llevan a la destrucción de las células T CD4, pero por lo menos ahora estamos desconcertados a un nivel más elevado de comprensión."

Dr. Paul Johnson, Facultad de Medicina de Harvard, Revista Science, mayo 1997

"A veces nosotros los virólogos tenemos un virus en busca de una enfermedad."

Dr. Robert Gallo, *Virus Hunting* (A la Caza de un Virus), Basic Books, 1991

"Dentro de más o menos dos años se deberá estar probando una vacuna para el SIDA."

Margaret Heckler, Directora de los Servicios de Recursos Humanos y Salud, abril 24, 1984

"En Newark y New Jersey han empezado a tender las redes para conseguir sujetos de estudio, para realizar los primeros ensayos clínicos en el mundo, a gran escala, de una vacuna contra el SIDA. La AIDSVax es un medicamento de la ingeniería genética... que activa a los anticuerpos (VIH) que pueden hacer que una persona se proteja mejor tan pronto se exponga al virus real, antes de que el sistema inmunitario sea destruido. El doctor Krim de AmFar dijo: 'Vale la pena probar la vacuna AIDSVax. Y aunque sea ineficaz, será una buena preparación en aprender cómo reclutar voluntarios para las pruebas, y cómo probar otras vacunas.'"

The New York Times, junio 8, 1999

"Los pacientes que han tenido mejores resultados, han sido los que han vivido suficiente tiempo para darse cuenta de que mis consejos anteriores estaban equivocados."

Brian Gazzard, médico conferencista en la 12ª. Conferencia Mundial de SIDA, Ginebra, 1998

Si no es el VIH, ¿qué puede causar el SIDA?

En contra de la creencia popular, el VIH no es necesario para explicar la inmunodeficiencia adquirida y las enfermedades asociadas con el SIDA. Para entender por qué es así, primero es necesario entender lo que es el SIDA. El SIDA no es una nueva enfermedad o padecimiento, es un nuevo nombre o designación para 29 enfermedades y estados físicos conocidos con anterioridad. Como nos lo declara el NIH en su extenso informe sobre el SIDA: "la designación 'SIDA' es una herramienta de supervisión."[190] Desde 1981, la herramienta de supervisión que es el SIDA, se ha venido usando para rastrear y registrar enfermedades ya conocidas, cuando aparecen en personas que han resultado positivas en las pruebas de anticuerpos VIH.

La hipótesis del virus del SIDA supone que los problemas de salud a los que se rebautizó con el nombre de SIDA se desarrollan como resultado de una infección de VIH; que el virus de alguna manera incapacita al sistema de defensa del organismo, el cual protege en contra de las enfermedades oportunistas, y así permite el desarrollo de una o más de las 29 enfermedades, como la infección por levaduras, algunos cánceres, neumonía, salmonelosis, diarrea o tuberculosis, las que después son diagnosticadas como SIDA. Sin embargo, todas las enfermedades indicadoras del SIDA ocurren en personas que resultan negativas en la prueba de VIH, ninguna de estas enfermedades es exclusiva de aquellos que resultan ser positivos, y todas las enfermedades del SIDA existieron antes de que se decidiera adoptar el nombre de "SIDA." Antes de la designación SIDA, no se pensaba que estas 29 enfermedades tuvieran una sola causa en común. De hecho, todas tienen causas reconocidas y tratamientos que no están relacionados con el VIH. Por ejemplo, la infección por levaduras es un problema generalizado que se debe a un desequilibrio de las bacterias naturales. Las infecciones por levaduras que ocurren en personas VIH positivas y VIH negativas, son ocasionadas por el mismo desequilibrio de las bacterias naturales. Todas las enfermedades oportunistas llamadas SIDA tienen varias causas médicamente probadas, que no se relacionan con el VIH.

La inmunodeficiencia puede ser adquirida por diversos factores de riesgo que no son infecciosos, ni transmitidos por medio de sangre o productos sanguíneos. Los siguientes factores son causas ampliamente reconocidas de la supresión inmune, de la salud comprometida y de las infecciones oportunistas, tal y como ha quedado documentado en la literatura médica por más de 70 años. Las exposiciones crónicas, habituales y múltiples a estos riesgos, pueden causar el grupo de síntomas llamado SIDA.[191] De hecho, no existe ni un solo caso de SIDA descrito en la literatura médica sin uno o más de estos factores de riesgo para la salud.[192]

Factores de riesgo físico

Estos riesgos incluyen la desnutrición y la falta de sueño crónica. En 1985, el investigador ortodoxo del SIDA y director de NIAID, doctor Anthony Fauci declaró que la desnutrición era la causa más prevaleciente de las enfermedades de deficiencia inmune en todo el mundo, particularmente en regiones en vías de desarrollo como África, donde las enfermedades comunes como el sarampión no están controladas y cobran millones de vidas.[193]

La literatura médica afirma que la desnutrición y la infección están invariablemente ligadas, ya que una condición agrava a la otra. El hambre y las enfermedades **endémicas** son problemas bien conocidos en aquellos países del mundo que se piensa están bajo la amenaza del SIDA. La desnutrición intrauterina ocurre cuando las futuras madres se nutren inadecuadamente, y puede resultar en una prolongada supresión inmune, a veces de toda la vida.[194]

La pobreza, la vida en aglomeraciones y el agua sucia fomentan las enfermedades endémicas y comprometen la salud. Las poblaciones de muchas regiones del mundo en vías de desarrollo, son devastadas por infecciones sin control de microbios comunes que significan poca o ninguna amenaza para la salud en las personas de países industrializados.

Las infecciones debidas a la inmunodeficiencia por desnutrición son las causas principales de las muertes de bebés y niños en el mundo.[195] Entre los ciudadanos de las naciones industrializadas, la desnutrición subclínica, en lugar de la inanición, es la que lleva al debilitamiento de la función inmune, especialmente cuando se combina con la falta de sueño crónica.[195] Las personas que consumen habitual y prolongadamente ciertas drogas como las metanfetaminas, la heroína y el crack de cocaína, a menudo sufren de desnutrición y falta crónica de sueño.

Endémico: Término médico aplicado a un desorden o enfermedad que constantemente está presente en una región particular o en un grupo específico de personas.

Factores químicos de riesgo

Los químicos que comprometen la inmunidad incluyen fármacos como el AZT y otro tipo de compuestos para la **quimioterapia del cáncer**, inhibidores de proteasa, antibióticos y esteroides, y las drogas de uso vicioso como la cocaína, el crack, la heroína, los nitritos (poppers), y las metanfetaminas (crystal, speed).

La quimioterapia ataca y destruye las células de la médula ósea, en donde se originan todas las células inmunes. También mata a las células inmunes totalmente formadas, además de acabar con las células B y las células sanguíneas rojas.[195,196] La quimioterapia destruye el sistema digestivo, al matar las células que componen el recubrimiento interno del tracto digestivo, lo cual interfiere con la habilidad del organismo de absorber y digerir nutrientes, y causa así la desnutrición. Incluso cuando se utiliza muy brevemente, la quimioterapia suprime la función inmune normal, aumenta la susceptibilidad a una variedad de infecciones oportunistas, y puede causar una anemia que amenaza la vida, y diarrea. El AZT, dd1, ddC, D4T y 3TC son todos compuestos de quimioterapia usados como tratamientos antivirales para el SIDA.

Existen muchos fármacos que tienen el efecto de suprimir el sistema inmune, particularmente cuando se utilizan por períodos largos. Los inhibidores de proteasa causan deterioro en la función hepática y falla hepática (el hígado elimina del organismo las toxinas que causan enfermedades) además de fallo renal, peligrosos niveles elevados de colesterol, diarrea y otros efectos que comprometen la salud. Los esteroides son a menudo una causa conocida para la deficiencia inmune, y a veces son recetados a los pacientes de SIDA para contrarrestar el desgaste muscular ocasionado por el AZT.[197] Los antibióticos, sobre todo cuando se consumen habitualmente, pueden causar infección por levaduras y diarrea, dos enfermedades que pueden llevar a la desnutrición.[198] El Septra y el Bactrim son antibióticos sulfonamidas normalmente recetados a los VIH positivos para el uso continuo, profiláctico o preventivo. Estos medicamentos son residuos de los días anteriores a la penicilina; no atacan a los microbios invasores en forma tan específica como lo hacen los antibióticos

Quimioterapia para el Cáncer: Medicamentos usados para tratar el cáncer. La mayoría de los fármacos anticancerígenos son citotóxicos (matan o dañan a las células). Otras son hormonas en forma sintética. Todos los fármacos anticancerígenos impiden a las células crecer y dividirse. Algunas lo hacen al dañar el ADN de la célula; otras bloquean los procesos químicos en la célula, que son necesarios para el crecimiento. Los efectos colaterales del tratamiento incluyen: náusea, vómito y diarrea que amenaza la vida. Al alterar la velocidad con la cual las células crecen y se dividen, los medicamentos anticancerígenos reducen el número de las células sanguíneas producidas por la médula ósea, causan anemia y una creciente susceptibilidad a la infección.

modernos y son conocidos por sus efectos colaterales.[199] Los dos causan náusea, diarrea, vómito, anorexia, destrucción de la médula ósea, salpullidos, fiebre, hepatitis y anemia, ya que interfieren con la producción de las células sanguíneas rojas.[200]

Los efectos inmunosupresores del abuso de las drogas de uso vicioso están bien documentados en la literatura médica que data desde el inicio del siglo. Estos incluyen neumonías, fuegos en la boca, fiebres, **endocarditis**, infecciones bacterianas y sudores nocturnos –condiciones todas asociadas actualmente con el SIDA.[201] Las anfetaminas suprimen el apetito y esto ocasiona que los usuarios crónicos sufran de desnutrición. Muchos adictos habituales a la heroína y al crack no se proporcionan una adecuada alimentación, sueño, abrigo y cuidados en su salud.

La exposición prolongada a las toxinas químicas comunes como los insecticidas y herbicidas, también puede dañar la función inmune.[202]

Factores biológicos de riesgo

Estos riesgos incluyen exposiciones múltiples a y/o infecciones crónicas con sífilis, gonorrea, clamidia y otras enfermedades venéreas, hepatitis, tuberculosis, malaria, enfermedades por hongos, amibas y parásitos como la giardia, infecciones bacterianas como el estafilococo y la E coli, infecciones crónicas intestinales, transfusiones de sangre y el uso de productos sanguíneos. Además de los efectos dañinos de las infecciones recurrentes, muchos de los fármacos usados como tratamiento, tienen efectos adversos sobre la función inmune.

Factores psicológicos de riesgo

Se ha demostrado que la ansiedad crónica, el pánico, la tensión y la depresión comprometen la salud, dañan la función inmune, y dan como resultado síntomas idénticos al SIDA.[204] El estrés mental provoca la producción de la hormona cortisol; el cortisol excesivo provoca reducciones rápidas y dramáticas de las células T, una condición conocida como linfocitopenia. En minutos, el estrés induce a los niveles de cortisol a aumentar hasta 20 veces. Los niveles altos de cortisol pueden llegar a causar en el futuro lo

Endocarditis: Inflamación del revestimiento interno del corazón. El Factor VIII (el agente coagulante usado por los hemofílicos) y las transfusiones de sangre son inmunosupresoras y dejan a los pacientes vulnerables a la infección.[203] Debido a las serias condiciones que hacen imperativas las transfusiones y los efectos destructivos que tienen sobre el sistema inmunitario, la mitad de todos los que son VIH negativos y que reciben transfusiones mueren dentro de un año después de recibir la transfusión.[204]

que los textos médicos describen como "una atrofia significativa de todo el tejido linfoide en todo el organismo", lo cual puede llevar a una "infección fulminante y muerte por enfermedades que de otro modo no serían letales."[205]

Un profundo miedo al SIDA es suficiente para provocar que hasta las personas que repetidamente resultan VIH negativas, desarrollen los síntomas físicos del SIDA.[206] Esta condición llamada "SIDA-fobia," se caracteriza por la pérdida de peso y desgaste físico (caquexia del SIDA), disminución en los conteos de las células T y otros signos que se consideran indicativos del SIDA, y normalmente aparecen después del contacto íntimo con personas que las víctimas creen que pueden ser VIH positivos.

Es bien sabido que las creencias y expectativas se manifiestan en el cuerpo físico. La influencia de las creencias que alteran la vida fue detallada dramáticamente en 1942 por el doctor Walter B. Cannon en su relato de un fenómeno que él llamó "la muerte Vudú," una forma de pena capital practicada entre ciertas tribus aborígenes. Cannon reportó que los shaman, autoridades médicas tribales que se pensaba poseían poderes especiales, eran capaces de matar a los miembros descarriados de las tribus simplemente con apuntarlos con un hueso. Convencidos de la habilidad del shaman para invocar una maldición mortal, las personas apuntadas morían en cuestión de horas o días.[207]

En la medicina moderna el poder de la expectativa es un hecho aceptado normalmente y conocido como el "efecto placebo." Los placebos son sustancias químicas inertes, disfrazadas de preparaciones activas que se dan a los pacientes en lugar de las medicinas. Los beneficios para la salud obtenidos de un placebo ocurren porque la persona que lo toma espera un efecto positivo. Ya que los beneficios de cualquier medicina pueden deberse en parte a su efecto placebo, la mayoría de las nuevas medicinas son probadas contra una preparación de placebo.[208]

Un estudio reciente realizado por la Universidad de Toronto demostró los profundos efectos psicológicos de la expectativa con respecto a los placebos. Los investigadores encontraron que los pacientes cardiacos que se apegaron estrictamente a un régimen de placebo vivían más que los pacientes que no tomaban su placebo con regularidad. Al resumir este estudio, el ilustre investigador doctor Paul Dorian señaló: "Lo que usted cree, tiene una influencia muy importante en su salud resultante."[209]

Cómo se aplican estos factores de riesgo a todos los grupos de SIDA

No existe un solo caso de SIDA descrito en la literatura médica que no incluya uno o más factores de riesgo inmunosupresores en la salud. No existe ningún caso de SIDA documentado de una persona cuyo único riesgo haya sido la exposición al VIH. Todos los casos de SIDA involucran factores conocidos que dañan al sistema inmune y dejan a una persona vulnerable para contraer infecciones debilitantes y enfermedades mortales.[210]

Hombres que tienen relaciones sexuales con hombres

Las causas bien documentadas de la disfunción inmune pueden explicar las enfermedades del SIDA entre los hombres que tienen relaciones sexuales con otros hombres, aunque ninguna de estas causas es exclusiva de este grupo de riesgo, ni puede ser generalizada para incluir a todos los hombres homosexuales. De hecho, centrar la atención sobre ciertas prácticas sexuales en lugar de dirigir la atención a los reconocidos riesgos para la salud, confunde nuestra comprensión de la supresión inmune y las estrategias para prevenir y resolver el SIDA.

Los nitritos, normalmente conocidos como poppers*, son drogas inmunosupresoras y cancerígenas usadas crónicamente por algunos hombres homosexuales. En una época, el 95% de los hombres homosexuales en las principales áreas urbanas como Los Ángeles, Nueva York y San Francisco, reportaron utilizar poppers.[211] El uso del nitrito tiene correlación con el Sarcoma de Kaposi (KS) y con el linfoma no de Hodgkin, dos tipos de cáncer que definen el SIDA y que se encuentran casi exclusivamente en este grupo de riesgo.[212] Existen varios estudios que han fortalecido aún más la correlación entre los poppers y el KS, y que documentan este último en hombres homosexuales VIH negativos que usan poppers.[213] El KS casi nunca se encuentra entre los miembros de otro grupo de riesgo del CDC o entre las mujeres con SIDA, y nunca se diagnostica en niños o bebés con SIDA.[213] En 1981, cuando el SIDA fue identificado por primera vez, la mitad de todos los diagnósticos de SIDA fueron por KS. Al disminuir el uso de los poppers, también lo ha hecho el KS, que desde 1993 ha estado presente en menos del 5% de todos los nuevos casos de SIDA.[213]

En los únicos estudios donde se les preguntó a los hombres homosexuales con SIDA sobre las drogas de uso vicioso, del 93 al 100% de los participantes reconocieron consumir cocaína, cocaína de crack, poppers,

***N.de T.:** Cápsulas de nitrito amílico usadas para relajar los músculos anales.

heroína, éxtasis, metanfetaminas como speed y cristal, y/o Especial K (un tranquilizante para animales).[214]

Las combinaciones de infecciones parasitarias que incluyen amibiasis y giardiasis junto con las infecciones rectales, la sífilis y la gonorrea, pueden dar como resultado una diarrea aguda que causa malabsorción y desnutrición, o la llamada caquexia del SIDA o desgaste físico.[215] Esta colección de infecciones y problemas resultantes era comúnmente conocida como Síndrome Intestinal del Homosexual en los años anteriores al SIDA.[216] Los informes del CDC reportan que del 20 al 50% de todos los hombres homosexuales en las principales ciudades de los Estados Unidos han recibido tratamiento médico, a menudo repetidamente, para curarlos de parásitos intestinales utilizando fármacos supresores del sistema inmune.[216] Los tratamientos con antibióticos para las infecciones venéreas recurrentes son inmunosupresores, como lo es la práctica de usar estos antibióticos regularmente como prevención. Los esteroides son otro fármaco que daña la inmunidad y que frecuentemente se receta para compensar el desgaste causado por la diarrea y la malabsorción.[217]

Las campañas que promueven las pruebas del VIH, el consumo de medicamentos tóxicos para el SIDA y el miedo al SIDA están principalmente dirigidas a la comunidad homosexual. Muchas revistas homosexuales pueden tener hasta la mitad de sus anuncios comerciales dedicados a promociones relacionadas con el SIDA.[217] Este énfasis constante en el SIDA da lugar a la idea de lo inevitable que puede ser contraer el SIDA, una creencia que puede provocar terror crónico, desesperación y falta de esperanza, que son conocidos factores de riesgo psicológico que dañan la inmunidad y comprometen la salud.

La probabilidad de obtener resultados falso positivos en una prueba de VIH, es mayor en las personas con niveles altos de anticuerpos no-VIH y microbios, en su sangre. Los anticuerpos producidos como respuesta a las infecciones microbianas y virales frecuentemente encontradas en algunos hombres homosexuales, son una causa documentada de resultados falso positivos en pruebas de VIH.[218]

Para las personas que resultan VIH positivas, las medicinas recetadas como tratamientos preventivos para las infecciones oportunistas que definen el SIDA, se convierten en tratamientos dañinos y aun mortales cuando se utilizan diaria y continuamente. Por ejemplo, el Bactrim y el Septra son poderosos antibióticos sulfonamidas que acaban con la flora intestinal, y causan anemia y destrucción de la médula ósea. Los medicamentos contra el VIH, AZT, ddl, D4T, ddC y 3TC son quimioterapias muy tóxicas que destruyen los sistemas inmunitario y digestivo, además de causar cinco de las 29 enfermedades oficiales que definen el SIDA.[218] En 1993, dos estudios realizados en los Estados Unidos y Canadá encontraron que todos y cada uno varios cientos de hombres homosexuales con SIDA, tenía una historia de consumo importante de drogas de uso vicioso y/o de fármacos para el SIDA.[219]

Identificar a este grupo de riesgo, como uno de personas que practican un habitual y prolongado consumo de drogas de uso vicioso y/o fármacos; que tienen una exposición crónica a multitud de microbios infecciosos y que padecen de desnutrición crónica y/o de miedo persistente al VIH y al SIDA, proporciona una explicación más apropiada y amplia de la supresión inmune, lo cual sugiere muchas posibilidades para su prevención y resolución.

Consumidores de drogas inyectadas

Los miembros de este grupo de riesgo representan el 35% de todos los casos diagnosticados de SIDA, mientras que otro 4% de las personas diagnosticadas con SIDA citan el contacto heterosexual con consumidores de drogas inyectables como su único riesgo. Sin embargo, la mayoría de las personas que inicialmente hablan del contacto íntimo con consumidores de drogas intravenosas como su único riesgo, más tarde reconocen administrarse drogas ellos mismos.[220]

Considerar sólo el uso de drogas inyectables como una actividad de alto riesgo para el SIDA, hace caso omiso de los efectos inmunosupresores provocados por el uso habitual de drogas callejeras no inyectables, así como los muchos factores que comprometen la salud y que acompañan al consumo regular y a largo plazo de químicos ilícitos. La atención desmedida a la costumbre de compartir agujas, y la menor atención que se da a los efectos dañinos de los narcóticos inyectados con esas agujas, distorsiona nuestra visión de la disfunción inmune e impide la aplicación de soluciones prácticas para los problemas de salud que son comunes a este grupo de riesgo.

Enfermedades por drogas diagnosticadas antes de la era del SIDA en consumidores de drogas que no tienen VIH [221]

	Enfermedades	Droga usada			
		Cocaína	Heroína	Nitritos	Anfetaminas
Enfermedades definitorias de SIDA	Inmunodeficiencia [1c]	*	*	*	*
	Sarcoma de Kaposi [2c]			*	
	Candidiasis [3c]	*	*		
	Neumonía [4c]	*	*	*	
	Linfoadenopatía [5c]	*	*		
	Tuberculosis [6c]	*	*		
	Pérdida de peso [7c]	*	*		
	Demencia, Encefalopatía [8c]	*	*		
	Diarrea [9c]	*	*		
	Fiebre [10c]	*	*		
	Aborto espontáneo, nacimientos prematuros, anormalidades congénitas [11c]	*	*		
	Sudores nocturnos [12c]	*	*		
	Impotencia [13c]	*	*		
	Aterioesclerosis severa [14c]	*	*		*
	Pérdida de piezas dentales, caries [15c]	*	*		
	Dermatitis [16c]	*	*		
	Hepatitis [17c]	*	*		
	Ataques epilépticos [18c]	*	*		
	Endocarditis [19c]	*	*		
	Bronquitis [20c]	*	*		

El consumo habitual y prolongado de drogas como la heroína, el crack, la cocaína y el 'speed', ya sean inyectados o por otros medios, se conoce bien que desactiva la función inmune. Está documentado que el uso crónico de estas drogas provoca muchas condiciones iguales a las del SIDA, incluyendo neumonías, tuberculosis, fuegos en la boca, fiebres, sudores nocturnos, infecciones bacterianas y endocarditis. La desnutrición –la causa número uno de las enfermedades de inmunodeficiencia en el mundo– y las infecciones múltiples, son frecuentes efectos colaterales del uso habitual de drogas inyectadas, y son factores que suprimen la inmunidad.

Los anticuerpos generados como respuesta a las infecciones múltiples y toxinas químicas típicas del uso crónico de drogas, pueden causar lecturas falso positivas en las pruebas de VIH. Los resultados positivos en las pruebas casi siempre conducen a un tratamiento continuo con varios antibióticos inmunosupresores y con medicamentos de quimioterapia, que provocan una sensación de fatalidad y profunda desesperación.

Una manera más compasiva e incluyente de presentar a este diverso grupo, es como de personas que se involucran en el uso habitual y prolongado de drogas de uso vicioso, que tienen una exposición crónica a multitud de microbios infecciosos y toxinas a través de las jeringas contaminadas, o porque viven en condiciones antihigiénicas; que sufren de desnutrición crónica, carecen de un sueño adecuado, padecen de los efectos inmunosupresores de los medicamentos para el SIDA, y/o de la desesperación crónica que sigue a un resultado VIH positivo o a un diagnóstico de SIDA. Las enfermedades de inmunodeficiencia causadas por estos múltiples y variados factores, pueden resolverse con tratamientos que no incluyan fármacos tóxicos contra el VIH ni el uso a largo plazo de poderosos antibióticos.

Receptores de transfusiones y hemofílicos

Los hemofílicos y los receptores de transfusiones de sangre constituyen juntos el 2% de los casos de SIDA en adultos en los Estados Unidos. Como se dijo anteriormente, el Factor VIII, que es el tratamiento para la coagulación de la sangre utilizado por los hemofílicos, es inmunosupresor por sí mismo. La hemofilia es una enfermedad que amenaza la vida en personas con o sin un diagnóstico VIH positivo. Ryan White, el joven hemofílico VIH positivo que se hizo famoso por ser una víctima del SIDA, realmente se murió de complicaciones comunes atribuidas a la hemofilia (sangrado interno y falla hepática), no de enfermedades definitorias del SIDA.[222]

Las transfusiones sanguíneas suprimen el sistema inmunitario. Los médicos expertos señalan que las cantidades elevadas de transfusiones de sangre entre pacientes hospitalizados, se correlacionan con un mayor índice de muertes. Los autores de un reciente estudio sobre transfusiones mencionan específicamente que los efectos inmunosupresores de las mismas dejan a los receptores vulnerables a infecciones oportunistas mortales.[223]

El Factor VIII y las transfusiones sanguíneas pueden provocar resultados positivos en las pruebas de anticuerpos VIH en personas que nunca han estado expuestas al VIH, al desencadenar la producción de anticuerpos que reaccionan con proteínas no específicas, utilizadas en la prueba de anticuerpos VIH. Una vez que una persona ha resultado positiva, es sujeta a regímenes de tratamiento con medicamentos inmunosupresores, y al terror de desarrollar SIDA.

Los miembros de estos grupos de riesgo pueden ser descritos con más precisión como personas con serios problemas de salud preexistentes, exposición crítica o crónica a los productos sanguíneos inmunosupresores y a los fármacos tóxicos contra el SIDA y/o que están afectados por la desesperación crónica de un diagnóstico fatal. Si nos basamos en este punto de vista, la quimioterapia contra el VIH que compromete al sistema inmune y los tratamientos continuos con antibióticos, aumentan los problemas preexistentes de salud, en lugar de resolverlos.

Contacto heterosexual

El seis por ciento de los estadounidenses diagnosticados con SIDA citan el contacto heterosexual como su único riesgo para el SIDA. Sin embargo, después de una extensa investigación, del 60 a 99% de estas personas se reclasifican como consumidores de drogas inyectables y/u hombres que tienen relaciones sexuales con hombres, grupos con riesgos de salud identificables –riesgos que están documentados como causantes de disfunción inmune.[224] Como se dijo anteriormente, las personas diagnosticadas con SIDA seleccionan voluntariamente un grupo de riesgo entre las seis categorías determinadas por el CDC, que limitan los riesgos de salud a la posible exposición al VIH a través del sexo o de la sangre.

El daño causado por la quimioterapia para el SIDA y la aceptación de un diagnóstico fatal son suficientes para provocar una enfermedad seria y aun la muerte en personas sin otros factores de riesgo.

Los miembros de este grupo pueden ser descritos de una mejor manera como personas sin factores de riesgo para la salud reconocidos por el CDC quienes, debido a su estado VIH positivo, regularmente se someten a quimioterapias y/o se encuentran en tratamiento continuo con antibióticos y otros fármacos inmunosupresores, y/o sufren de pánico crónico y desesperanza debido a un diagnóstico fatal.

Adolescentes, niños y bebés

Aunque los adolescentes y los niños no son un grupo de riesgo específico para el SIDA, los casos de SIDA entre personas jóvenes, aunque son pocos, constituyen una gran preocupación. El hecho de que los bebés sean diagnosticados con SIDA, se ha utilizado como un argumento en contra de las explicaciones de las enfermedades del SIDA, que prescinden del VIH. A pesar de las creencias ampliamente sostenidas, la mayoría de los casos de SIDA que ocurren entre niños y adolescentes, pueden ser explicados por las mismas causas de la inmunosupresión que prevalece en los adultos con SIDA.

En 1998, los nuevos casos de SIDA entre los 26 millones de adolescentes de este país, ascendieron a 293; de éstos, 229 ofrecieron información que los colocó en los dos principales grupos de riesgo para el SIDA en adultos, según el CDC. [225]

Más del 80% de las madres de bebés diagnosticados con SIDA, reconocen voluntariamente haber usado drogas inyectadas durante el embarazo, una práctica que casi universalmente da como resultado la desnutrición intrauterina. El resto de los casos de SIDA en bebés y niños, puede deberse a los tratamientos médicos inmunosupresores administrados como respuesta a un resultado positivo de VIH, o a los mismos factores que causan que los bebés VIH negativos sufran de neumonía, infecciones bacterianas y desórdenes inmunes. En 1998, los nuevos casos de SIDA en niños de 13 años y menores, sumaron 382. [226]

Residentes de naciones en vías de desarrollo

En gran contraste con los Estados Unidos y Europa, los casos de SIDA en áreas en vías de desarrollo del mundo se dan casi exclusivamente entre heterosexuales que no consumen drogas.[227] Los expertos partidarios de la hipótesis comúnmente aceptada del SIDA, no ofrecen ninguna razón creíble de por qué el SIDA se habría de extender principalmente a través del contacto heterosexual libre de drogas, solamente fuera de los Estados Unidos y Europa.

Una explicación coherente para los casos de SIDA en áreas en vías de desarrollo en el mundo, son los bien conocidos riesgos a la salud compartidos por estos países: la pobreza generalizada y la desnutrición; la falta de agua potable, de un suministro de alimentación constante y las condiciones antihigiénicas de vida; el limitado acceso a la atención médica; las enfermedades endémicas como la tuberculosis, la malaria y las infecciones parasitarias que producen condiciones idénticas al SIDA; y la práctica de diagnóstico del SIDA basada en un conjunto no específico de síntomas clínicos.

Aunque las pruebas VIH no se requieren para un diagnóstico de SIDA en muchas partes del mundo, la exposición endémica a la hepatitis, tuberculosis, lepra, malaria y otras enfermedades, es más que suficiente para provocar resultados positivos en las pruebas de anticuerpos VIH no específicas.[228]

Resolver las condiciones inmunosupresoras causadas por la pobreza y la desnutrición brinda un medio para aliviar el sufrimiento de muchas personas en naciones en vías de desarrollo, a quienes actualmente se les cuenta y se les trata como víctimas del SIDA.

Al pensar en las explicaciones del SIDA que prescinden de la hipótesis del VIH, considere que:

- El SIDA es un conjunto de malestares conocidos, no una enfermedad.
- Desde 1993, más de la mitad de todos los nuevos diagnósticos de SIDA en los Estados Unidos se han dado a personas que no están enfermas. En 1997, dos tercios de los estadounidenses diagnosticados con SIDA no tenían ningún síntoma ni enfermedad.*
- La inmunodeficiencia adquirida precede a la creación de la categoría "SIDA", y tiene numerosas y bien documentadas causas.
- No existen casos de SIDA en la literatura médica en los que la exposición al VIH haya sido probada como único factor de riesgo.
- Existen causas bien documentadas para cada una de las enfermedades del SIDA, que no implican al VIH, y todas las enfermedades ahora llamadas SIDA ocurren en ausencia del VIH.
- Las pruebas de VIH no prueban el virus actual, sino las proteínas antivirales o el material genético que no es específico del VIH.
- La probabilidad de una reacción positiva en una prueba de anticuerpos no específicos de VIH, aumenta proporcionalmente con el nivel de otros anticuerpos y microbios encontrados en la sangre.
- Cinco de los seis grupos de riesgo del SIDA según el CDC, tienen factores de riesgo para la salud que comprenden una exposición crónica y múltiple a virus, bacterias y otros antígenos, conocidos como productores de anticuerpos idénticos a aquellos asociados con el VIH.
- Una vez que una persona ha resultado positiva en una prueba de anticuerpo VIH, la quimioterapia y otros químicos inmunosupresores son casi siempre recetados para el tratamiento o prevención del SIDA.
- Las explicaciones alternativas para el SIDA ofrecen oportunidades para una prevención eficaz del SIDA y para aplicar estrategias prácticas y no tóxicas para resolver el SIDA.

---

* 1997 fue el último año en que el CDC ofreció información sobre cuántos casos de SIDA se diagnosticaron en personas que no estaban enfermas.

La información incorrecta sobre el VHI y el SIDA cuesta vidas

¿Puedes imaginarte cómo se siente, recibir un diagnóstico fatal, sin que te digan que está basado en una idea no comprobada y en una prueba inexacta? ¿que te digan que tomes medicamentos experimentales muy poderosos, sin decirte que comprometen la salud, destruyen las funciones necesarias para mantener la vida, y que se aprobaron para su uso sin la comprobación adecuada? ¿que te informen que tienes, o que vas a padecer enfermedades mortales, sin decirte que esas mismas no se consideran fatales cuando se presentan en personas "normales"?

Para cualquiera que resulta VIH positivo, enterarse de todos los datos es algo de vida o muerte. Las decisiones importantes que toma una persona deben basarse en información completa y verificable. Todos necesitamos y tenemos el derecho a recibir una información completa y honesta sobre el VIH y el SIDA.

Casi todas las organizaciones del SIDA en el país ofrecen instrucción gratuita para las personas que resultan VIH positivas. La información convencional incluye cómo preparar un testamento, cómo cobrar la incapacidad, el seguro de salud y los beneficios públicos, qué fármacos tomar, qué exámenes practicarse y qué enfermedades esperar, todo basado en la suposición de que los VIH positivos están o estarán enfermos, y no vivirán mucho tiempo.

La información imparcial sobre el SIDA, la que describe con precisión los exámenes y los medicamentos, y que ofrece hechos que refuerzan el deseo de vivir, de participar en la sociedad y de cultivar un futuro saludable, se mencionan muy pocas veces, si es que acaso se llegan a mencionar. Algunos grupos de SIDA incluso abogan ante las autoridades, para que se limite el acceso público a los datos que echan por tierra sus terribles afirmaciones sobre el VIH y el SIDA.

Para muchas personas a quienes les entregan un diagnóstico positivo de VIH, estas breves páginas les brindan su primera toma de conciencia de que una vida normal y saludable no es sólo algo que pueden esperar, sino un logro que pueden elegir. Desafortunadamente para la mayoría de las personas que resultan positivas, la información que reciben acerca del SIDA les da a entender que sus opciones se limitan a escoger entre una terapia con medicamentos tóxicos, o enfermedades devastadoras, y les fomenta miedo crónico, tristeza y resignación a una muerte temprana.

Existen miles de VIH positivos que llevan vidas saludables sin tomar fármacos tóxicos para el SIDA. Lo que todos ellos tienen en común no es un gen único o misterioso, o una cepa debilitada del virus, sino una actitud mental positiva que está dispuesta a aceptar información; una comprensión de los principios básicos de la medicina y la ciencia, y la convicción de que la responsabilidad de su bienestar es finalmente, sólo suya. Para más información sobre sus vidas, por favor consulte *La Otra Faceta del SIDA* en la página 149.

Este libro examina sólo una parte del creciente conjunto de evidencias científicas, médicas y epidemiológicas que refutan las ideas popularmente aceptadas sobre el VIH y el SIDA. Les sugerimos muy sinceramente a nuestros lectores que amplíen sus investigaciones, y que utilicen las referencias que ofrecemos aquí.

Las ideas incorrectas sobre el VIH y el SIDA nos cuestan a todos
Al grado que permitamos que ideas infundadas sobre el VIH y el SIDA determinen nuestras acciones, influyan en nuestras elecciones, dicten nuestras políticas públicas, o definan nuestra visión del mundo, todos nosotros seremos víctimas del SIDA.

Desde el anuncio hecho en 1984 de que el VIH causa el SIDA, toda la investigación del SIDA ha estado basada en la hipótesis de que el VIH, un nuevo virus inexplicablemente mortal, es responsable de un grupo de enfermedades previamente conocidas, desconectadas entre si, a las que se les volvió a dar el nombre de SIDA. Enfocar todos los esfuerzos del SIDA en el VIH, un virus que pone en tensión las reglas de la biología, la epidemiología y la lógica, ha dado a la humanidad muy pocos, si acaso existe alguno, resultados benéficos.

Más de 400 000 estadounidenses han perdido la vida por la idea de que el VIH es la única causa del SIDA, y que los fármacos tóxicos ofrecen la única prevención posible, el único tratamiento, la única esperanza de una cura. Muchas más vidas han sido alteradas para siempre por un resultado positivo de una prueba no estandarizada de anticuerpos inocuos que pueden o no, estar asociados con el VIH.

Más de 50 mil millones de dólares de fondos federales para el SIDA no han logrado conseguir una comprensión significativa del VIH, no han producido ninguna terapia segura y eficaz, y no nos han acercado a poder terminar con el SIDA. En cambio, hemos construido un poderoso consorcio del SIDA que regula nuestras noticias, limita nuestro acceso a la información y nos exige una cantidad aún mayor de nuestros recursos y apoyo. Más que ayudar a resolver el SIDA, hemos ayudado al crecimiento de industrias de miles de millones de dólares, de instituciones y organizaciones que dependen del SIDA y de nuestra continua devoción a la hipótesis limitada e improductiva del VIH.

El examen objetivo del VIH y del SIDA es fundamental para el progreso
Para comprender y resolver el SIDA, es necesario investigar todos los datos científicos legítimos, incluso cuando esa información desafíe nuestra comprensión y nuestras percepciones actuales. El progreso en cualquier área depende de la habilidad para comprometerse a una evaluación imparcial de los hechos, de plantear preguntas críticas y de realizar una búsqueda objetiva de respuestas significativas.

Silencio = muerte... de las personas, de las ideas y del progreso

"Existe una ciencia clásica –la manera en que se supone que debe funcionar –y también existe la religión. Yo recobré mi salud mental cuando me di cuenta de que la ciencia del SIDA era un discurso religioso. Lo único que me llevaré a mi tumba sin entender, es por qué todos aceptaron tan rápido todo lo que el gobierno afirmó que era verdad. Sobre todo el mito central: La causa del SIDA es conocida. ¿Cómo fue posible que los activistas aceptaran eso, nada menos que con base en una conferencia de prensa? "Mi única teoría es que el SIDA requiere de un manejo diario de cantidades masivas de incertidumbre, y las personas se aferran a cualquier certeza que puedan encontrar. Aún cuando sea falsa."

Michael Callen, autor, activista del SIDA (fallecido), Revista *Genre*, febrero/marzo, 1994

"La mayoría de los experimentos con el VIH son basura inútil. Los investigadores científicos (fuera de la investigación del SIDA) se ríen de nosotros. Para ellos, una dimensión adecuada de muestreo es de 30 000 personas. Nosotros hacemos estudios con 1 500 personas y pensamos que es maravilloso cuando el número real de pacientes relevantes es algunas veces tan pequeño, que no se puede excluir el azar como factor en los resultados que se obtienen. También es falto de ética realizar ensayos de fármacos en lugares como Malasia, donde sólo hay 30 personas involucradas, y entonces tratar de justificar estos deficientes ensayos con el argumento de que esas personas tuvieron acceso a medicamentos que de otro modo no habrían podido probar."

Kevin Frost, gerente de Programas de Investigación para la American Foundation for AIDS Research (AmFAR), *Positive Nation*, septiembre 1998

"La historia del SIDA está profundamente conectada con las vicisitudes de la teoría de que los virus causan el cáncer y con el fracaso del programa de investigación del cáncer. Michael Verney-Elliot lo expresó de manera áspera cuando dijo: 'Las personas que no hallaron el virus que provoca el cáncer, ahora nos traen el virus que no causa el SIDA.'"

Jad Adams, autor de *The VIH Myth* (El Mito del VIH), 1989

"El SIDA no es otra enfermedad, es la enfermedad más metafórica en la historia. Es el último triunfo de la política sobre la ciencia."

Michael Fumento, autor de *The Myth of Heterosexual AIDS* (El Mito del SIDA Heterosexual), 1990

"Quizás me sentiría diferente si pensara que las personas están muriendo de SIDA. Pero no lo hago. Pienso que están muriendo a causa de una mala institución médica, de malos medicamentos, de malas actitudes. No hay nada que desee de papá Gobierno: No quiero ni sus medicinas, ni sus leyes, ni su aprobación."

Gavin Dillard, autor de *In the Flesh* (En Carne Propia), VIH positivo desde 1985, *San Francisco Frontiers*, mayo 20, 1999

"En el número del 4 de septiembre del *Journal of the American Medical Association*, el CDC anunció que un diagnóstico de SIDA ya no requería una prueba de VIH. El gobierno ahora lo considera un portador de SIDA si usted presenta cualquiera de los padecimientos de su nueva lista de enfermedades indicativas del SIDA, incluyendo las infecciones relativamente comunes como herpes simple, tuberculosis, salmonelosis y la escandalizantemente amplia categoría de "otras infecciones bacterianas". Esta amplia definición dará como resultado incontables nuevos diagnósticos de SIDA, sin importar si la persona tiene SIDA realmente. El mayor problema con la nueva definición del SIDA es que omite las muchas causas medioambientales que producen supresión inmune. La exposición a toxinas, el alcoholismo, el consumo excesivo de drogas o el uso intensivo de antibióticos, todo esto puede provocar el comienzo de la lista de 'enfermedades' indicativas del SIDA. El CDC ofreció un impactante comentario al final del artículo en JAMA acerca de que las nuevas directrices del SIDA son muy sospechosas. 'Los criterios de diagnóstico aceptados por la definición de caso, de la vigilancia del SIDA, no deben interpretarse como norma de buena práctica médica,' advirtió el CDC."

Los Angeles Weekly, diciembre 18, 1987

"El verdadero truco está en dejar los medicamentos. Yo sentía que estaba perdiendo calidad de vida..."

Greg Louganis, Medallista de Oro Olímpico VIH positivo,
The State, abril 15, 1997

"No es ni siquiera probable, no digamos comprobado científicamente, que el VIH cause el SIDA. Si existe evidencia de que el VIH causa el SIDA, deberían existir documentos científicos que, ya fuera individual o colectivamente, demostraran este hecho, por lo menos con una alta probabilidad. No hay tales documentos."

Dr. Kary Mullis, Premio Nobel
HIV not Guilty (El VIH no es Culpable) 5 octubre,1996

"Si usted piensa que un virus es la causa del SIDA, realice un control sin él. Realizar un control es lo primero que se les enseña a los estudiantes. Pero no se ha hecho. La epidemiología del SIDA es un montón de historias anecdóticas seleccionadas para que encajen en la hipótesis del virus-SIDA. Las personas no se molestan en verificar los detalles del dogma popular, o las opiniones del consenso."

Dr. Peter Duesberg, *Do you Think HIV Causes AIDS?* (¿Piensa Usted que el VIH causa el SIDA?), Científicos por la Legitimidad en la Ciencia, 1995

"Cuídese del científico que cree que el pensamiento de la corriente principal de investigación sobre cualquier tema de salud pública es equivalente a la verdad. Y cuídese del científico que intimida o ridiculiza a otros científicos porque se oponen a la opinión que prevalece. Se trata de una persona que se ha convertido en lo que podría llamarse un propagandista, y no hay que tenerle confianza.

He trabajado como reportero de la ciencia médica durante 30 años. He entrevistado a miles de científicos para periódicos y revistas, para producciones en la radio y la televisión, y para libros. He conocido científicos que por lo menos intentan conservar una mente justa y abierta hacia los temas científicos. También he conocido muchos propagandistas que piensan que son científicos. En todo el tiempo en que he trabajado como periodista, nunca he conocido un grupo de personas más desagradable para entrevistar, que esos propagandistas que trabajan en la investigación del VIH."

Nicholas Regush, Reportero de Ciencia Médica, Second Opinion
ABC News.com, septiembre 29, 1999

"Como científico que ha estudiado el SIDA durante 16 años, he llegado a la conclusión de que el SIDA tiene muy poco que ver con la ciencia, y ni siquiera es básicamente un problema médico. El SIDA es un fenómeno sociológico provocado por el miedo, y que ha creado una especie de MacCartismo médico que ha transgredido y colapsado todas las reglas de la ciencia, y ha obligado a beber una pócima de creencias y de pseudociencia a un público vulnerable."

Dr. David Rasnick, Inventor de los Inhibidores de Proteasa, revista *SPIN*, junio 1997

"Si se considera que existe muy poca prueba científica de la vinculación entre el VIH y el SIDA, y que el AZT es un exterminador tóxico de la cadena del ADN, que se desarrolló hace 30 años como quimioterapia para el cáncer, ¿será ético recetar el AZT a 150 000 estadounidenses –entre ellos, mujeres embarazadas y recién nacidos– como medicamento contra el VIH?"

Rep. Gil Gutknecht (R-MN), Cámara de Representantes de los Estados Unidos, Carta al Director de NIAID, Dr. Anthony Fauci, 14 marzo 1995

Si has resultado positivo...

Aunque está generalizada la idea que un diagnóstico VIH positivo es evidencia de una infección con un virus mortal, tienes el derecho de cuestionar este diagnóstico y determinar lo que significará para ti ser VIH positivo. Tu salud es finalmente tu responsabilidad, y con el estado actual de la información ortodoxa sobre el SIDA y con los tratamientos que existen, es muy importante que tú te conviertas en el propio defensor de tu salud. Puedes empezar por construir una base sólida de conocimientos para establecer sobre ellos, las opciones importantes con respecto al resto de tu vida. Podrás lograr conquistar el miedo más fácilmente, si te conectas con compañeros y formas una red de apoyo con ellos y profesionales de la salud bien informados. Así te será más fácil buscar el bienestar y seguir enfocado en los hechos.

Debes estar consciente de que tu salud física estará muy influida por lo que tú aceptes como verdadero sobre el VIH y el SIDA. Las creencias pueden ser tan poderosas como cualquier medicamento o microbio, y está garantizado que vivir con terror al VIH y al SIDA, te producirá efectos psicológicos devastadores. Hasta donde te sea posible, permanece calmado, imagina tu salud en la mente y rodéate de afirmaciones de vida, mientras te esfuerzas por reemplazar las creencias nocivas y los miedos infundados con información verídica.

Para todos los que recibimos un resultado positivo, el VIH es el inicio de un viaje. Tienes el derecho y la habilidad para escoger qué caminos tomarás. Recuerda que existe el otro lado de las noticias populares y de la información sobre el VIH y el SIDA.

Ten presente estas útiles realidades acerca de resultar VIH positivo:

- Los anticuerpos virales por sí mismos no causan ni predicen la enfermedad; de hecho, son la indicación de una respuesta inmune normal y saludable, y proporcionan protección contra las enfermedades. No existe evidencia alguna que indique que los anticuerpos VIH difieren en cualquier forma de los anticuerpos útiles protectores.
- Puesto que los antígenos del VIH reaccionan cruzadamente con los anticuerpos producidos en respuesta a las numerosas enfermedades

y microbios encontrados en personas normales y saludables, un resultado positivo a la prueba del VIH no confirma que haya existido una exposición anterior al VIH.

- Puesto que las pruebas de anticuerpo VIH nunca han sido calibradas contra el aislamiento de los virus, su verdadera exactitud nunca se ha establecido, lo que significa que no existe ninguna prueba para la afirmación de que resultar VIH positivo indica una presente infección con VIH.
- Las personas en los grupos de riesgo del SIDA tienen alto riesgo de resultar falso positivas en las pruebas de anticuerpos VIH. Está documentado que los consumidores de drogas inyectadas, los hemofílicos, los que reciben transfusiones sanguíneas, las personas en lugares del mundo donde la malaria, la hepatitis, la tuberculosis, la lepra y las infecciones parasitarias son endémicas, y algunos hombres homosexuales –todas las personas en estos grupos– han sido expuestas a muchos antígenos ajenos y a agentes infecciosos que dan resultados falso positivos en las pruebas de VIH.
- El VIH real nunca se detecta directamente en personas que resultan positivas en las pruebas de anticuerpos.
- Las pruebas de carga viral no pueden diagnosticar enfermedad, ni medir infección por VIH, ni determinar el estado de salud. Las pruebas de carga viral no detectan el virus real y no están aprobadas por la FDA para el uso diagnóstico. Como lo declara la literatura del propio fabricante, la prueba "no está destinada para usarse como confirmación de la presencia del VIH..."
- Ningún tipo de pruebas de carga viral ha sido verificada nunca por aislamiento del virus.
- En el único estudio publicado que compara los resultados de carga viral contra el hallazgo del VIH por co-cultivo, más de la mitad de las personas con niveles detectables de carga viral, tenían cero virus.[229]
- Es posible recibir un diagnóstico de SIDA aun cuando no esté enfermo, o no padezca síntomas de inmunosupresión.

Es importante notar que aunque elijas vivir sin preocuparte por tu estado de VIH, hay ramificaciones legales que no pueden ignorarse, para los que resultan VIH positivos. Aunque sean injustas y mal informadas, estas reglas existen. En la actualidad, 32 estados de la Unión Americana tienen estatutos delictivos "para la transmisión del VIH", y en 17 de éstos, una persona que ha resultado VIH positiva, comete un delito si se involucra en algunas formas de actividad sexual, que incluyen el contacto sexual. En algunos estados, el consentimiento de tu pareja sexual, a sabiendas de que eres VIH positivo, no es admitido como una defensa afirmativa; en otros estados, una defensa afirmativa requiere que la persona que es VIH positiva use un condón. En un estado americano, es contra la ley que cualquiera que resulte VIH positivo se case. Para una lista completa de los estatutos delictivos del VIH en Estados Unidos, por favor envía un sobre con estampilla y tu dirección a la *American Foundation for AIDS Alternatives.*

Si también enfrentas desafíos a la salud

La información presentada en este libro, no acepta que el VIH sea la causa de la creciente lista de enfermedades conocidas, que han sido oficialmente categorizadas como SIDA, o que popularmente se asocian con él. Este desafío a la hipótesis del VIH no debe interpretarse como una excusa para ignorar síntomas de enfermedad o para involucrarse con prácticas que se sabe comprometen el bienestar.

Como cualquier otro problema de salud, las decisiones importantes con respecto a las opciones de tratamiento, son tu responsabilidad. La mayoría de las personas se dan cuenta de que las decisiones se vuelven más claras y fáciles cuando están basadas en una evaluación completa de los hechos y en un amplio espectro de información.

Para la verdadera recuperación, es esencial trabajar con profesionales de la salud que te ayuden a resolver tus actuales problemas, en lugar de enfocarte en la idea del VIH como un problema. Busca a aquellos que te vean como un ser humano único que posee una habilidad natural para sanar; evita a cualquiera que te defina por tu estado de VIH, que crea que el bienestar está más allá de tu capacidad, o que vea tu crisis de salud a través de los estrechos y distorsionados lentes del VIH.

Ten presente que el sistema inmune no es ningún sistema específico, sino la interacción combinada de todos nuestros sistemas en funcionamiento simultáneo, que involucra a todos los órganos del cuerpo. Cuando estos sistemas operan a niveles favorables, disfrutamos de buena salud. La enfermedad llega cuando uno o más de éstos se debilita, se daña, se sobrecarga, o es disfuncional. La salud es una condición de óptimo bienestar, solidez de cuerpo y mente.

Aunque los tratamientos farmacéuticos pueden ser útiles e incluso, salvar la vida en ciertas circunstancias, ninguno es capaz de crear o regenerar la buena salud. Los fármacos pueden matar microbios, aliviar el dolor, destruir células y suprimir, incitar, o reemplazar funciones corporales. En general, los medicamentos enmascaran los síntomas de la enfermedad, más que resolver el problema de raíz. No existe medicina alguna que pueda crear la buena salud, ni algún compuesto químico o natural que pueda restaurar la inmunidad. La buena salud es un proceso que requiere de tu participación activa.

Existen muchos métodos de recuperación que ayudan a la habilidad natural de tu organismo para sanar. Algunas alternativas a los tratamientos con fármacos que comprometen la salud y que son la herramienta principal de la medicina Occidental se describen brevemente en Opciones para la cura y el bienestar en la página 115. Una guía de recursos para un estudio más extenso en las diversas estrategias para la salud y la recuperación, también está incluida en esta sección.

Debes ser persistente, hasta que encuentres los métodos que funcionen para ti. Debes estar dispuesto a explorar otras alternativas cuando una estrategia exitosa aplicada a una situación, no logra solucionar un problema recurrente o nuevo. Date cuenta de que al igual que cualquier otro ser humano sobre la Tierra, tienes el derecho de enfermarte y de aliviarte. La Organización Mundial para la Salud (WHO) afirma que todas las personas deben tener la oportunidad de cumplir su potencial genético para lograr buena salud, y esto te incluye a ti.

Al enfrentarte con la enfermedad y con un diagnóstico VIH positivo, es necesario que recuerdes estos hechos importantes:

- El SIDA no es una enfermedad.
- Todas las enfermedades que definen el SIDA, también ocurren en personas que son VIH negativas; ninguna aparece exclusivamente en aquellos que resultan positivos, y todas existían antes de la adopción del nombre "SIDA."
- Todas las enfermedades llamadas SIDA tienen causas médicas reconocidas y tratamientos que no están relacionados con el VIH.
- La evidencia principal ofrecida en apoyo a la hipótesis de que el VIH causa el SIDA, es una correlación entre el VIH y el SIDA. La correlación no es una prueba de causalidad, y la apariencia de una alta correlación entre el VIH y el SIDA es simplemente el resultado de la definición de SIDA basada en el VIH. Las 29

enfermedades ya conocidas que se usan para definir el SIDA, sólo cuentan como SIDA si la persona tiene un resultado positivo en una prueba de anticuerpos VIH. En otras palabras:

Neumonía + Prueba de VIH Positiva = SIDA
Neumonía + Prueba de VIH Negativa = Neumonía
Diarrea + Prueba de VIH Positiva = SIDA
Diarrea + Prueba de VIH Negativa = Diarrea

- Las personas saludables que resultan VIH positivas son muchas más que los VIH positivos que enferman y mueren. Esto es verdad en Estados Unidos, así como en África, Haití y otras partes del mundo donde un alto porcentaje de la población resultan ser VIH positivos y tienen acceso limitado a la atención médica.[230]
- Una revisión cuidadosa de la corriente principal de pensamiento de la literatura científica, revela que los VIH positivos que permanecen libres de SIDA comparten algo esencial: por opción o por circunstancia, no toman combinados para el SIDA, antivirales o drogas de uso vicioso, y no utilizan antibióticos diaria y continuamente. [231]
- La información extraída de la literatura ortodoxa sobre el SIDA confirma tres características comunes entre los que sobreviven a largo plazo: evitar el uso de los medicamentos de quimioterapia para el SIDA, AZT, dd1, ddC, d4T y 3TC; abstenerse de prácticas que comprometen la salud al recibir el diagnóstico positivo (como el uso de drogas ilegales y la exposición a microbios sexualmente transmitidos); e iniciar prácticas que refuerzan la salud, como una nutrición apropiada, un descanso adecuado y el ejercicio regular.[232]
- Se hizo un estudio de consumidores de drogas intravenosas crónicamente desnutridos que resultaron VIH positivos y que habían usado la heroína diariamente por más de cinco años; el estudio encontró que después de haber sido tratados para la desnutrición y rehabilitados del uso de drogas, ninguno había desarrollado síntomas o infecciones asociadas con el SIDA en un promedio de cuatro años después de haber resultado positivos.[233]
- Las personas que rechazan o interrumpen el tratamiento con medicamentos para el SIDA después de haber resultado VIH positivas, y viven plenamente saludables, y las personas que abandonan los fármacos para el SIDA y permanecen vivas y saludables muchos años después de un diagnóstico de SIDA, no son tomadas en cuenta por la investigación ortodoxa del SIDA y rara vez se les menciona en la corriente principal de la literatura

sobre el SIDA; tampoco se les examina objetivamente, en los estudios del SIDA realizados con fondos del gobierno.

- Los libros y artículos escritos por personas VIH positivas saludables que relatan sus vidas, insisten en la buena nutrición y en la terapia con vitaminas, y en otras formas de tratamientos naturales holísticos y no tóxicos, que reabastecen y fortalecen la salud inmunitaria.[234]
- El linfoma, la diarrea, la demencia, la candidiasis, la neuropatía, la náusea, el desgaste físico o caquexia, la destrucción de la médula ósea, y muchas otras condiciones que definen o están asociadas con el SIDA se encuentran entre los efectos de los medicamentos que se recetan para tratar el SIDA.
- "La intervención temprana" y la **profilaxis** son conceptos que pueden provocar consecuencias mortales. Tomar el AZT u otras quimioterapias para combatir virus, o ingerir poderosos antibióticos como el Bactrim todos los días durante meses o años, es una nueva práctica que puede causar la muerte y que desafía tanto a las advertencias del fabricante, como a las recomendaciones del *Physician's Desk Reference* (Referencias de Escritorio del Médico) (PDR).
- Las cuantificaciones de células T son de dudoso valor como indicadores de salud y de función inmune. De hecho, la disminución en un conteo de células T no es causa necesaria ni suficiente para la aparición de enfermedades definitorias del SIDA.[235]
- Varios estudios que se hallan en la literatura biomédica muestran que los conteos bajos de células T no se correlacionan con una inmunidad en peligro, y que los niveles normales de células T en las personas VIH negativas, pueden variar de 300 a 2 000. [236,237]
- Un estudio de las cuantificaciones de células T en 2 000 sujetos VIH negativos, demostró que los conteos de 200 y 300 están dentro de los parámetros normales, y que las personas con las células T en este rango no padecían de problemas de salud relacionados con la deficiencia inmune.[237] Un artículo más reciente de la literatura médica cuestiona el valor de los conteos de células T como indicadores de la función inmune, advirtiendo que la habilidad para recuperarse de la enfermedad no se correlaciona con los conteos elevados de células T.[238]

Profilaxis: Prevención de o un tratamiento protector para la enfermedad.

- Otros estudios que cuantifican las células T en sujetos VIH negativos, revelan que aun durante una enfermedad severa, los conteos de células T son impredecibles y no tienen relación con la severidad de la enfermedad, ni con los índices de mortandad pronosticados o reales.[239]
- Como ya se señaló, las pruebas de carga viral no son capaces de confirmar la presencia del VIH y los resultados no están en correlación con la enfermedad, la salud, los niveles de células T o la progresión de la enfermedad.
- Según los lineamientos del CDC para los tratamientos, las enfermedades severas (como las neumonías bacterianas y por pneumocystis) y las inmunizaciones, pueden ocasionar resultados elevados en las pruebas de carga viral durante varias semanas.[240]
- A pesar de lo que cree el público, un diagnóstico de SIDA no es una inmutable sentencia de muerte. Los tratamientos seguros y efectivos que están dirigidos a las necesidades individuales específicas, hacen que la recuperación de incluso las más serias enfermedades, sea una realidad.

Opciones para la cura y el bienestar [241]

Las alternativas a la medicina occidental ortodoxa que mencionamos aquí comparten varias características: éstas se establecieron con mucha anterioridad a nuestras estrategias científicas actuales, encaminadas a explicar y manejar los términos de bienestar y enfermedad; más que terapias orientadas a la enfermedad, son métodos para restaurar y mantener la salud; y todos funcionan con respecto a la habilidad natural del organismo para sanar. Ninguna ofrece soluciones rápidas, sino que requiere de la participación en un proceso en el que el paciente y el médico trabajen juntos para definir y lograr metas. Algunos métodos requieren de cambios de vida mayúsculos, otros pueden convertirse en un catalizador para nuevas formas de vivir.

Terapia herbaria

Hasta el inicio de la ciencia y la química modernas, casi todas las medicinas eran hierbas. Los remedios herbarios se sistematizaron primero en la Roma antigua, Grecia, Egipto y China. Las hierbas son medicinas naturales que contienen una variedad de ingredientes biológicamente activos y se usan para tratar con éxito alergias, infecciones bacterianas y virales, fatiga crónica, desórdenes inmunes, fiebre, cortaduras, quemaduras, salpullidos y problemas de la reproducción. Éstas también pueden usarse como relajantes y estimulantes. Aproximadamente el 25% de los fármacos convencionales incluye formas sintéticas de hierbas.

Las hierbas son generalmente más seguras y más suaves que los medicamentos recetados, y a menudo más eficaces. En muchos casos funcionan en áreas donde fallan los tratamientos médicos de la medicina occidental. Pueden usarse remedios herbarios para la prevención de enfermedades, como sustancias que complementan a los medicamentos, o en lugar de los fármacos. Debido a que ciertas hierbas pueden ser tóxicas, se recomienda que busques el consejo de un profesional de la salud o de una guía detallada.

Las hierbas se usan frescas o secas, pueden prepararse en cápsulas, píldoras, polvos, líquidos concentrados, extractos y tés. También pueden aplicarse localmente en cremas o ungüentos, y usarse como emplastos o cataplasmas.

Medicina nutricional

La cura nutricional es un método natural para superar la enfermedad y mantener el bienestar, sin el uso de medicamentos tóxicos. La medicina nutricional reconoce al organismo como un sistema bioquímico complejo que tiene requerimientos específicos para su función óptima. Además de las proteínas, grasas, hidratos de carbono y agua, existen más de 40 vitaminas diferentes, minerales, ácidos grasos, aminoácidos y otros componentes –incluyendo el oxígeno y los rayos solares– los cuales son necesarios para mantener el bienestar. Una deficiencia en cualquiera de estos nutrientes esenciales tendrá como resultado algún deterioro en la salud, que puede ir desde lo apenas perceptible o problemas subclínicos, hasta la enfermedad grave que puede amenazar la vida. Aunque las deficiencias únicas son raras, las deficiencias subclínicas múltiples son comunes entre las personas con una típica dieta occidental, la cual se caracteriza por un exceso en los alimentos procesados, que son altos en grasas y azúcares, y la falta de alimentos frescos o integrales, que proporcionan nutrientes vitales.

En la medicina nutricional se utilizan cambios dietéticos, vitaminas, minerales, hierbas y otros suplementos para estimular al organismo a que se cure a sí mismo. De esta manera, se alivia la causa de la enfermedad, y no sólo los síntomas. Aunque hay reglas generales para una nutrición apropiada, cada persona tiene una química corporal única que repercute en cómo responde a los nutrientes. Lo que funciona rápidamente y bien para algunos, puede no funcionar para otros. En casos de enfermedades graves o crónicas, es importante buscar un cuidado individualizado que pueda identificar desórdenes digestivos y acumulaciones tóxicas. Asimismo, las vitaminas y minerales interactúan en formas complejas, y son asimilados de manera diferente por cada persona.

Medicina naturopática

La naturopatía es un método medicinal que promueve la salud al estimular y apoyar al poder inherente del organismo para sanar. Aunque el término naturopatía se adoptó por primera vez a principios de 1900, su base filosófica arranca del 400 A.C. Un médico naturópata o ND, trata de descubrir y aliviar las causas de la enfermedad desde su raíz, más que eliminar o suprimir los síntomas; trabaja con el paciente para crear condiciones que ayuden a la curación, y evita los medicamentos y la cirugía cuando es posible. Ya que se sabe que los elementos físicos y psicológicos contribuyen a la enfermedad, el doctor en naturopatía por lo general le presta mucha atención al estilo de vida del paciente.

Los tratamientos incluyen cambios dietéticos y terapia nutricional, hierbas, vitaminas y otros suplementos, y formas de ejercicio físico. Los naturópatas pueden usar un gran número de terapias alternativas que incluyen la homeopatía y la medicina oriental tradicional. El enfoque naturopático recalca la educación, y se esfuerza en brindar al paciente información sobre lo que puede hacer de manera independiente para mantener o mejorar la salud.

Homeopatía

Fundada en 1790, la homeopatía viene de dos palabras, homeo que significa similar y pathy que significa enfermedad. La homeopatía comúnmente se practica en muchos países como Francia, India, México, Rusia e Inglaterra, donde una de cada tres personas, incluyendo a la familia real, utilizan la homeopatía como su principal forma de atención médica. Fue introducida en los Estados Unidos en 1825, y para 1890 existían 14 000 médicos homeópatas, 22 escuelas médicas de homeopatía y 100 hospitales homeopáticos en todo el país. Cincuenta años después, la reglamentación y la confianza en la medicina occidental habían hecho que la homeopatía casi se extinguiera. Pero hoy en día, más de 2.5 millones de estadounidenses buscan atención homeopática cada año.

Según los principios de la homeopatía, la enfermedad representa un desequilibrio en el sistema inmunitario, y un pequeño estímulo puede restaurar el equilibrio de las defensas naturales del organismo. La homeopatía opera bajo la Ley de Similares, el principio de que "lo semejante cura lo semejante." Por ejemplo, a una persona que sufre de diarrea, se le dará una dosis muy diluida de una substancia que induzca a la diarrea, para estimular así mecanismos curativos naturales. La homeopatía ha demostrado ser útil para resolver enfermedades pasajeras y crónicas como asma, alergias, artritis, gripes y resfriados.

En lugar de tratar enfermedades o problemas específicos, los homeópatas tratan a la persona integralmente basándose en una valoración de todos los síntomas físicos y emocionales, y sin emplear necesariamente los mismos remedios para diferentes personas con el mismo problema. Sin embargo, las combinaciones homeopáticas que se venden sin receta son utilizadas con seguridad y con éxito para fiebre, inflamación, dolores musculares, náusea, vómito, diarrea, envenenamiento por alimentos, picaduras de insecto, dolores de cabeza, dolores de oído, gripas y resfriados, y muchos otros problemas.

Desintoxicación y limpieza

El papel de la limpieza en la recuperación, el bienestar y el fortalecimiento del sistema inmunitario, por lo general se subestima, a pesar del hecho de que la mayoría de los profesionales de la salud están de acuerdo en que un cuerpo enfermo es un cuerpo con tóxicos. La limpieza hace que el cuerpo se libere de toxinas, y permite que los órganos y los sistemas del organismo se revitalicen por sí mismos de manera natural.

El catabolismo celular hace que produzcamos ácidos tóxicos por medio de cambios metabólicos normales en las células. Asimismo, ingerimos diferentes cantidades de materiales tóxicos del aire, del agua y de otras fuentes del medio ambiente; de herbicidas, pesticidas y aditivos químicos en la comida, así como de drogas callejeras y de medicamentos recetados. La habilidad del organismo para limpiarse de los materiales tóxicos que se forman y se asimilan todos los días, es vital para la salud y para la respuesta inmunitaria. Los problemas ocurren cuando estos venenos se acumulan más rápido de lo que son eliminados, o cuando uno o más de los sistemas diseñados para liberar al cuerpo de toxinas, trabaja más despacio de lo normal. Los programas de salud y de recuperación que usan la desintoxicación y la limpieza, ayudan a los sistemas naturales que eliminan los venenos en nuestro cuerpo, y facilitan la reconstrucción de los tejidos en el organismo.

La hidroterapia de colon, el ayuno con jugos y las dietas, hierbas, vitaminas, minerales y enzimas son usadas con propósitos de desintoxicación y limpieza. Algunos de estos métodos pueden emplearse sin vigilancia profesional, pero en el caso de enfermedades graves, es importante regular la cantidad de toxinas que se liberan al torrente sanguíneo durante la limpieza.

Medicina ayurvédica

La medicina ayurvédica es un método incomparable para lograr la salud física, la claridad mental e incluso el desarrollo espiritual, y que surgió en la India hace más de 5 000 años. El término *Ayurveda* se deriva de las raíces del Sánscrito *ayur* que significa vida, y *veda* que significa conocimiento. Las tres *doshas* o tipos de cuerpo: *vata*, *pitta* y *kapha* constituyen el principio básico para el diagnóstico y el tratamiento ayurvédico. Determinar un *dosha* implica reunir información específica sobre el historial físico y psicológico, así como de las tendencias, para poder crear una semblanza detallada del tipo de individuo.

Cada persona tiene una combinación diferente de *doshas*; por lo general, una es más dominante y la otra es secundaria. Según *Ayurveda*, mantener las *doshas* en equilibrio puede facilitar la curación y conducir a una vida más saludable y más larga. Los problemas específicos de salud también pueden aliviarse a través de la medicina ayurvédica.

Los profesionales ayurvédicos generalmente recetan una variedad de alimentos, hierbas, ejercicios, técnicas respiratorias, masajes y dietas específicas para el *dosha*, con el fin de desintoxicar y equilibrar el sistema.

Acupuntura y herbolaria china

Un elemento principal de la medicina oriental, la acupuntura, trabaja alterando los flujos internos de energía vital o chi. Esta energía vital se desplaza por canales establecidos o meridianos en el organismo, los cuales se relacionan con los órganos y con el sistema tendomuscular. Cuando el equilibrio del chi se altera debido a traumas físicos o emocionales, o por una dieta inadecuada, fármacos, estrés, o bien factores genéticos o del medio ambiente, provoca como resultado enfermedad o dolor. Insertar agujas del ancho de un cabello en los puntos meridianos específicos, restaura el equilibrio del chi al calmar o fortalecer el chi, o eliminar un bloqueo a su flujo. Un tratamiento común de acupuntura consta de cinco a 15 agujas en un procedimiento que normalmente causa muy poca molestia. Además de, o algunas veces en lugar de insertar las agujas, el acupunturista puede usar un tratamiento llamado moxibustión, en el que se aplica calor directamente sobre los puntos de acupuntura.

La acupuntura generalmente se utiliza junto con la herbolaria china. Ambas son procedimientos médicos seguros que son conocidos por su eficacia y falta de efectos secundarios adversos. Los médicos de la medicina oriental o OMDs, recetan combinaciones herbarias según un complejo sistema de diagnóstico. Se piensa que estas fórmulas herbarias intentan ayudar al organismo a corregir los desequilibrios de energía, mientras estimulan el proceso curativo natural. Varios estudios clínicos y de laboratorio han producido prueba científica de que muchas enfermedades se pueden tratar eficazmente con hierbas. Las fórmulas herbales pueden estar preparadas en píldoras, cápsulas, gránulos, tinturas o tés, y constituyen una parte importante del sistema tradicional de la medicina oriental.

Visualización

El concepto de que la imaginación tiene la habilidad de curar enfermedades, no es nuevo. Los antiguos griegos y egipcios creían que las imágenes liberaban espíritus en el cerebro, que a su vez estimulaban varios órganos y funciones, y que una imagen mental de enfermedad era suficiente para causar sus síntomas. En los 1600s se pensaba que la imaginación manejaba un poder tal, que podía incluso afectar a los embriones en mujeres embarazadas. Cien años después, los doctores y curanderos cambiaron su mentalidad, y coincidieron con el filósofo francés René Descartes, quien afirmó que la mente y el cuerpo estaban separados, y no tenían influencia el uno sobre el otro.

La visualización regresó a la práctica en los 70s como método para ayudar a pacientes con cáncer. En un estudio de referencia, los pacientes con cáncer que usaron el procedimiento de imágenes además de un tratamiento médico convencional, vivieron el doble que aquellos que sólo recibieron atención médica.

Varios estudios sugieren que la imaginación puede desencadenar la respuesta inmune. Crear imágenes mentales se ha usado para aumentar la actividad de la células naturales asesinas que reconocen y destruyen células infectadas por virus, otros microbios, y células tumorales. Otros estudios han demostrado que visualizar imágenes puede bajar la presión sanguínea, disminuir el ritmo cardiaco, aliviar el insomnio, calmar la tensión y la ansiedad, tratar fobias y obesidad y ayudar a regular los ciclos menstruales. Las tomografías PET (positrón-emisión-tomografía), pruebas que resaltan las áreas de actividad en el cerebro, han demostrado que éste puede reaccionar de la misma manera a una sensación imaginada que a una real.

Lecturas recomendadas para sanar y conservar el bienestar

Alternative Medicine:
The Definitive Guide
The Burton Goldberg Group
Future Medicine Publishing, Inc.

New Choices in Natural Healing
Bill Gottlieb, Editor
Rodale Press, Inc.

The Illustrated Encyclopedia of
Healing Remedies
Dr. Norman Shealy
Element Books Limited

Complete Encyclopedia of
Natural Healing
Dr. Gary Null
Kensington Books

The Complete Illustrated Guide
to Nutritional Healing
Denise Mortimore
Element Press

Prescription for
Nutritional Healing
Dr. James Balch
Avery Publishing Group

The Food Pharmacy
Jean Carper
Bantam Books

Homeopathic Medicine at Home
Dr. Maesimund Panos
JP Tarcher

Asian Health Secrets:
The Complete Guide to
Asian Herbal Medicine
Maesimund Panos, MD
JP Tarcher

You Don't Have to Die Sick:
The Immune Booster
Resource Guide
Bob L. Owen, PhD, DSc
HealthHope Publishing House

Beyond Antibiotics:
50 Ways to Boost Immunity
and Avoid Antibiotics
Dr. Michael Schmidt

North Atlantic Books
How to Survive Medical
Treatment:
A Holistic Guide to Avoiding
the Risks and Side Effects of
Conventional Medicine
Dr. Stephen Fulder
CW Daniel

Prescription Alternatives
Dr. Earl Mindell
Keats Publishing

Earl Mindell's Vitamin Bible for the 21st Century
Dr. Earl Mindell
Warner Books

Your Liver... Your Lifeline: Detoxificación and Rejuvenation for the Whole Body
Dr. Jack Tips
Apple-A-Day Press

Tissue Cleansing Through Bowel Management
Dr. Bernard Jensen
Bernard Jensen International

Cleanse and Purify Thyself
Dr. Richard Anderson
Triumph

Miracles Do Happen: A Physician's Experience with Alternative Medicine
Dr. Norman Shealy
Element Books Limited

Quantum Healing: Exploring the Frontiers of Mind/Body Medicine
Dr. Deepak Chopra
Bantam Books

Why People Don't Heal and How They Can
Dra. Caroline Myss
Three Rivers Press

How to Raise a Healthy Child... In Spite of Your Doctor
Robert Mendelsohn, MD
Ballantine Books

Lo que puedes hacer para acabar con el SIDA

Las soluciones para el SIDA sólo llegarán a través del examen imparcial de los hechos y del diálogo franco y honesto. Tú puedes ayudar a crear los cambios necesarios para acabar con la crisis del SIDA ahora.

Aprende más: Revisa los libros de nuestra lista recomendada de lectura, visita los diversos sitios de la red, y subscríbete a las publicaciones descritas en la página.

Difunde el mensaje: Utiliza la forma que está en la página 199 para ordenar copias adicionales de este libro y compartirlo con amigos preocupados, profesionales al cuidado de la salud, educadores, grupos de estudiantes, medios de comunicación, legisladores y funcionarios del gobierno. Dona copias a tu biblioteca pública local, a tu escuela, iglesia u otros grupos de la comunidad. Pide a las tiendas naturistas y librerías que vendan nuestro libro. Para información sobre cantidades y órdenes comerciales, o para localizar a un distribuidor cerca de ti, contacta con nosotros al (818) 780-1875.

Únete a nuestro sitio en la Red: Visítanos al www.aliveandwell.org y firma nuestra petición internacional para lograr una revaluación del SIDA.

Comparte tu historia: Si este libro ha cambiado tus puntos de vista sobre el VIH y el SIDA, háznoslo saber. Si eres VIH positivo, saludable y vives sin tratamiento con medicamentos para el SIDA, únete a nuestra página *Living Quilt of Long-term Thrivers* (Tapiz Vivo de los Sobrevientes a Largo Plazo) en nuestro sitio en la red. Ayúdanos a proporcionarle a otros una esperanza realista y la información vital que los medios de comunicación y los grupos del SIDA ignoran.

Invítanos a compartir nuestra historia: La autora y destacados miembros de *La Fundación Estadounidense de las Alternativas del SIDA* están a tu disposición para participar en eventos públicos dentro de su departamento de asesoría científica. Llámanos para más información.

Apoya nuestro trabajo: Envía una donación deducible de impuestos. *La Fundación Estadounidense de las Alternativas del SIDA* es la única organización del SIDA que no solicita ni acepta fondos de la industria farmacéutica, el gobierno de los Estados Unidos o cualquier otra entidad que limite las preguntas que podamos hacer o las respuestas que podamos recibir sobre el VIH, el SIDA y la salud.

La Fundación Estadounidense de las Alternativas del SIDA trabaja localmente al patrocinar eventos y clases mensuales gratuitas para la comunidad, y en forma general labora para compartir nuestras ideas, experiencias, recursos y fondos con otros grupos de revaluación en todo el país y en todo el mundo. También patrocinamos estudios de investigación médica y científica que examinan enfoques alternos a la resolución del SIDA.

Fuentes de consulta para información reciente

Libros

The HIV Myth (El Mito VIH)
Jad Adams
St. Martin's Press

Sex at Risk (Sexo en Riesgo)
Stuart Brody
Transaction Publishers

Black Lies, White Lies
(Mentiras Negras,
Mentiras Blancas)
Tony Brown
William Morrow and Company

The AIDS Mirage
(El Espejismo del SIDA)
Dr. Hiram Caton
www.users.bigpond.com
/smartboard/aids

Infectious AIDS:
Have We Been Misled?
(SIDA Infeccioso: ¿Estamos mal
informados?)
Dr. Peter Duesberg
North Atlantic Books

Inventing the AIDS Virus
(La Invención del Virus del SIDA)
Dr. Peter Duesberg
Regnery Publishing

The Myth of Heterosexual AIDS
(El Mito del SIDA Heterosexual)
Michael Fumento
Basic Books

AIDS: The Failure of
Contemporary Science
(SIDA: El Fracaso de la Ciencia
Contemporánea)
Neville Hodgkinson
Fourth Estate Press

Challenges (Desafíos)
Dr. Serge Lange
Springer

The AIDS Cult
(El Culto al SIDA)
John Lauritsen and Ian Young
Askelpios/Pagan Press

The AIDS War
(La Guerra del SIDA)
John Lauritsen
Askelpios/Pagan Press

Prescription for Profits
(Recetar para Lucrar)
Linda Marsa
Scribner

AIDS Inc.: Scandal of the Century
(SIDA, S.A.: El Escándalo
del Siglo)
Jon Rappoport
Human Energy Press

Positively False
(Positivamente Falso)
Joan Shenton
IB Tauris

Sitios en la Red

ACT UP San Francisco
www.actupsf.com

AIDS Authority
www.aidsauthority.org/main.html

AIDS Myth
www.aidsmyth.com

Alive & Well AIDS Alternatives
www.aliveandwell.org

Continuum
www.continuum.org.uk

Dr. Peter Duesberg
www.duesberg.com

HEAL
www.healaids.com

New African Magazine
www.africasia.com
/icpubs/na/naconts.htm

Rethinking AIDS
www.rethinkingaids.com

Sumeria: The Immune System
www.thuntek.net/sumeria/aids.html

Virus Myth
www.virusmyth.com

Vivo y Sano
www.vivoysano.com

Tráduzca cualquier texto o web site en español: www.babel.altavista.com/translate.dyn?sourceid=0028433762163917943 0&doit=do

Organizaciones

ACT UP San Francisco
1884 Market Street * San Francisco, CA 94102,
Tel: (415) 864-6686 * Fax: (415) 864-6687 * Email: actupsf@aol.com

ACT UP está empeñado a acabar con el SIDA a través de una acción militante directa. Nos enfrentamos a la complacencia, al conflicto de intereses y a la corrupción en la industria del SIDA. Protestamos contra la homofobia, el racismo, el sexismo y la pobreza, como causas de los problemas de salud. ACT UP no acepta contribuciones de las compañías farmacéuticas o del gobierno.

Alberta Reappraising AIDS Society
David Crowe, Presidente
Apartado Postal 61037 * Oficina Postal Kensington * Calgary, Alberta T2N 4S6, Canadá, Tel: (403) 220-0129 * Website: www.aras.ab.ca

La Sociedad de Revisión del SIDA de Alberta utiliza evidencia científica para desafiar el mito de que el VIH es la causa del SIDA, y específicamente para cuestionar el uso de compuestos tóxicos para combatir el SIDA. Las metas se cumplen a través de la educación, el cabildeo y, si es necesario, con acciones legales en la provincia de Alberta, Canadá.

Alive and Well AIDS Alternatives

(Organización de Alternativas para el SIDA Vivos y con Bienestar)
Christine Maggiore, Directora,
11684 Ventura Boulevard * Studio City, CA 91604,
Tel: (818) 780-1875 * Fax: (818) 780-7093
Email: christine@aliveandwell.org

La organización cuestiona el paradigma del VIH=SIDA=Muerte basado en el creciente conjunto de datos científicos, médicos y epidemiológicos, y promueve la toma de conciencia de los hechos que reafirman la vida en las personas diagnosticadas VIH positivas y en los ciudadanos preocupados en todo el mundo. Además de patrocinar estudios científicos y médicos, *Alive & Well* ofrece un calendario anual de eventos gratuitos para la comunidad, produce libros, videos y otros materiales que presentan puntos de vista alternativos sobre el SIDA, y comparte recursos con sus afiliados y con otras organizaciones alrededor del mundo que apoyan las opciones tomadas con información por las personas afectadas con el VIH y el SIDA.

The Group for the Scientific Reappraisal of the HIV/AIDS Hypothesis

(Grupo para la Revaluación Científica de la Hipótesis del VIH/SIDA)
Dr. Roberto Giraldo, Presidente,
1354 East Avenue #R-120 * Chico, CA 95926-7385
Fax: (508) 526-5944 * Email: editor@rethinkingaids.com

El Grupo para la revaluación científica de la hipótesis del VIH/SIDA incluye a científicos médicos, doctores, otros profesionales y personas interesadas quienes concluyen que el VIH puede no explicar el SIDA y que todos debemos pensar y hablar libremente sobre este tema, sin miedo o represalias profesionales, sociales o académicas. El grupo publica una hoja informativa mensual que se llama *Rethinking AIDS* (Volver a Analizar el SIDA) y tiene un web site.

HEAL (Health Education AIDS Liaison)

Michael Ellner, Presidente, Fundador del Capítulo HEAL
PO Box 1103 * Old Chelsea Station * New York, NY 10113,
Tel: (212) 873-0780 * Fax: (212) 873-0891
* Email: Revdocnyc@aol.com

HEAL, Independent Chapters, Canada

Carl Strygg, Presidente,
993 Queen Street East * Toronto, Ontario M4MlK2, Canadá,
Tel: (416) 406-HEAL * Fax: (416) 778-7381
* Email: endaids@hotmail.com

HEAL te proporciona la información necesaria para tomar decisiones con información verídica sobre las pruebas y tratamientos del VIH. Algunos capítulos de HEAL ofrecen alternativas no tóxicas y naturales para estos tratamientos. Otros capítulos ofrecen una visión en un contexto social más amplio de los complejos riesgos para la salud que no son infecciosos y que causan el SIDA. Escribe o llámanos para más información, y para obtener la lista completa de los capítulos independientes HEAL y/o sus filiales en los Estados Unidos, Canadá y otras partes del mundo.

Mothers Opposing Mandatory Medicine

(Madres que se Oponen a la Medicina Obligatoria)
11684 Ventura Boulevaid * Studio City, CA 91604
Tel: (818) 780-1875 * Fax: (818) 780-7093
Email: momm@aliveandwell.org

MOMM proporciona información crítica y apoyo de sus miembros a las futuras madres, o a las que ya lo son, y que se enfrentan a decisiones relacionadas con las pruebas y tratamientos médicos para el VIH y el SIDA, y ofrece información sobre partos saludables, amamantar y vivir saludablemente.

The National Vaccine Information Center

(Centro Nacional de Información sobre Vacunas)
512 West Maple Avenue, Suite 206 * Vienna, VA 22180,
Tel: (703) 938-0342 * Fax: (703) 938-5768

El Centro Nacional de Información sobre Vacunas (NVIC), fundado en 1982 por padres de niños dañados por vacunas, es una organización no lucrativa y educativa dedicada a prevenir las lesiones por vacunas y las muertes, a través de la educación pública, y a defender los derechos de todos los ciudadanos para un consentimiento informado sobre la vacunación. El NVIC asume la posición de que la evidencia científica hasta la fecha no es suficiente para demostrar que el VIH causa el SIDA, y que si en el futuro llega a estar disponible al público alguna vacuna para el VIH, ningún ciudadano debe ser obligado a usarla sin su pleno e informado consentimiento. El NVIC mantiene que el principio ético del consentimiento informado que se aplica a todos los demás procedimientos médicos que incluyen riesgo de lesión o muerte, deben aplicarse a todas las vacunaciones, y a una futura vacuna contra el SIDA.

Union Latina por Soluciones Alternativas para el SIDA (ULSAS)
Gerardo Sanchez, Director
4227 NW 5th Street #5 * Miami, FL 33126
Teléfono: (305) 477-9078 * Email: ggsn1@att.net

Una organización establecida por los ciudadanos en cuestión que proporciona a la educación y a la información en español para la gente referida al VIH y al SIDA, y las soluciones alternativas, holísticas para los problemas de salud de la gente diagnosticaron el VIH positivo o con el SIDA. ULSAS funciona bajo el director de una tarjeta consultiva científica.

Publicaciones

Rethinking AIDS
1354 East Avenue #R-120 * Chico, CA 95926-7385
Fax: (508) 526-5944 * Email: editor@rethinkingaids.com

Rethinking AIDS es la publicación mensual del Grupo Por una Revaluación Científica de la Hipótesis de VIH/SIDA. Cada número ofrece información altamente entendible e informativa sobre los hechos que están detrás de las noticias sobre el SIDA. Se trata de una guía excelente para entender las últimas afirmaciones, cifras y estudios del consorcio del SIDA. Se ofrecen suscripciones anuales por una donación de $25 dólares, deducibles de impuestos, para los residentes de los Estados Unidos ($35 internacional). Se invita a los residentes de Estados Unidos a llamar gratuitamente para solicitar un número de muestra gratuito.

Continuum
4A Hollybush Place * London E2 9QX * England, UK
Tel: 440-171-613-3909 * Fax: 440-171-613-312
Email: continu@dircon.co.uk * Website: www.continuum.org.uk

Una revista de Internet completa, publicada bimestralmente en Inglaterra. Cubre las noticias y eventos sobre el SIDA alrededor del mundo, y ofrece artículos extensos sobre las alternativas para las terapias farmacéuticas y el pensamiento convencional sobre el SIDA. Está editada por un grupo internacional no lucrativo de VIH positivos. Se publica en la Internet. Consultar su página, para obtener precio de la suscripción.

Comprensión de los términos del SIDA: guía del lenguaje en la era del VIH

SIDA: Popularmente se le denomina una enfermedad, pero realmente el SIDA es un nuevo nombre para 29 enfermedades previamente conocidas y relativamente comunes, cuando éstas aparecen en alguien que ha resultado ser VIH positivo. Por ejemplo, a una persona que resulta VIH positiva y tiene herpes, se le clasifica como alguien que tiene SIDA, mientras que una persona con herpes que resulta VIH negativa, tiene solamente herpes, y no SIDA. Todas las 29 condiciones de salud que se categorizan como SIDA ocurren en personas que resultan VIH negativas, y ninguna de ellas es exclusiva de aquellos que resultan VIH positivos. El "SIDA" no es una enfermedad, así como "ferretería" no es una herramienta: ambos son categorías que se utilizan para agrupar ciertos temas.

Educación del SIDA/Conciencia del SIDA: Presentación de creencias populares, afirmaciones insubstanciales y exposiciones infundadas en relación con el VIH y el SIDA, y que omiten toda o la mayor parte de la información objetiva contenida en este libro.

Epidemia del SIDA: Una epidemia generalmente se define como el desencadenamiento de una enfermedad contagiosa que se disemina rápidamente, que crece con velocidad y que prevalece por mucho tiempo. Desde 1981, el SIDA ha permanecido limitado casi exclusivamente a los grupos originales de riesgo, no se ha diseminado rápidamente entre los grupos de riesgo, y no ha prevalecido ampliamente en ninguna parte del mundo. Por ejemplo, el 99.5% de las personas que viven en el continente africano, una zona a menudo descrita como devastada por el SIDA, no tienen SIDA.

Infectados de SIDA: Frase confusa e incongruente popularizada por los medios de comunicación, para describir a las personas con un resultado positivo en una prueba no específica de anticuerpos que se cree están asociados con el VIH. No existe algo que pueda llamarse "infección de SIDA".

Relacionado con el SIDA: Cualquier enfermedad que no está incluida en la definición oficial de SIDA, y que sin embargo es atribuida al SIDA, pero sólo en una persona que ha resultado VIH positiva. Por ejemplo, se reportó que Arthur Ashe murió de una "neumonía relacionada con el SIDA", una neumonía que no es una enfermedad definitoria del SIDA.[243]

La mayoría de las enfermedades relacionadas con el SIDA, son provocadas por los mismos tratamientos, como es el caso de la anemia relacionada con el SIDA, y son tratadas con otros medicamentos para el SIDA. Algunas, como la gingivitis o la enfermedad de las encías relacionadas con el SIDA, son problemas que comúnmente se encuentran en la población en general.

Prueba del SIDA: Lo que popularmente se conoce como "prueba del SIDA", realmente es una prueba donde se buscan anticuerpos generados para actuar contra el VIH, aun cuando las pruebas VIH no son capaces de identificar anticuerpos específicos al VIH. Los anticuerpos virales por sí mismos, no pueden causar ni pueden predecir la enfermedad. Las pruebas de anticuerpos VIH no son específicas, sus resultados se cruzan muy fácilmente y no detectan el VIH (el virus actual). No existe prueba alguna para diagnosticar el SIDA.

Programa para una vacuna del SIDA: Es un esfuerzo de investigación multimillonario en dólares para crear una vacuna contra el SIDA que logre que una persona produzca anticuerpos al VIH. Todas las vacunas funcionan mediante una producción de anticuerpos estimulados artificialmente, los que luego sirven como protección contra una enfermedad específica. Los investigadores dicen que los anticuerpos del VIH producidos como respuesta a una vacuna, protegerán a las personas del SIDA, aun cuando los anticuerpos de VIH generados naturalmente, son considerados indicadores de enfermedad presente o inminente. Ya que los participantes en ensayos para vacunas del SIDA resultaron VIH positivos después de la vacunación, los investigadores han descubierto que no existe forma de distinguir los anticuerpos VIH inducidos por la vacuna, de los anticuerpos VIH generados naturalmente. Un artículo reciente en el periódico *Lancet* informó sobre este dilema: Los investigadores que intentaron determinar quién era VIH positivo debido a la vacunación, encontraron que las pruebas de carga viral usadas normalmente por los especialistas del SIDA para diagnosticar la infección por VIH, eran "inadecuadas para la revisión diagnóstica" cuando las muestras positivas de un laboratorio se encontraban negativas en otro.[244]

El problema de distinguir a las personas que han sido inmunizadas contra el VIH, de aquellas con anticuerpos VIH adquiridos naturalmente, se describe en el reporte como "cada vez más complicado, y plantea preguntas decisivas acerca del manejo de todos los ensayos para las vacunas VIH."

Virus del SIDA: Un nombre popular para el VIH, un retrovirus que no posee los mecanismos para matar células, que no ha sido encontrado en el plasma fresco sin cultivar de pacientes de SIDA, o en personas diagnosticadas como VIH positivas.

Antivirales/Antirretrovirales: Compuestos de medicamentos para quimioterapia planeados para terminar con la formación de las cadenas del ADN. Ninguno de los muchos fármacos de los que normalmente se llaman antivirales o antirretrovirales, posee algún mecanismo directo o específico para atacar el virus. No existen verdaderos medicamentos antivirales, ya que la ciencia médica jamás ha producido un fármaco que cure una infección viral.

En riesgo: Según las organizaciones del SIDA, los medios de comunicación y las campañas publicitarias del gobierno, todos estamos en riesgo de contraer SIDA, aunque durante casi dos décadas, más del 90% de los casos de SIDA en los Estados Unidos han estado limitados a grupos de riesgo bien conocidos, que no forman parte de la población estadounidense en general. Desde 1987, el CDC reconoció que "la mayoría de las personas están en ninguno o muy bajo riesgo", y que la posibilidad de adquirir el VIH en un sola relación heterosexual sin protección con alguien que no esté en algún grupo de riesgo, es de una entre siete millones, lo que quiere decir que el riesgo es menor que el de ser alcanzado por un rayo.[245] Como lo informó *The Wall Street Journal*, los funcionarios de salud del gobierno decidieron en 1988 presentar al SIDA como una "maldición con iguales posibilidades," porque la investigación de mercado indicaba que semejante afirmación "movilizaría el apoyo de los fondos públicos, y generaría compasión por las víctimas".

Crónico y manejable: La nueva meta de la ciencia convencional del SIDA, como se indica en: "los nuevos medicamentos podrían hacer del SIDA una enfermedad crónica y manejable."

Uso compasivo/amplio acceso: Hacer que fármacos experimentales no probados o previamente prohibidos, puedan usarse fuera de los ensayos experimentales. Por ejemplo, la talidomida, medicamento que se prohibió en los años 6O por causar severos defectos de nacimiento, fue recientemente aprobada para su uso compasivo como tratamiento en el desgaste físico del SIDA, una condición que se sabe es ocasionada por otros medicamentos para el SIDA.

Acatamiento: Apegarse estrictamente a un intrincado y complejo programa de medicamentos para el SIDA, como si de ello dependiera la vida.

Intervención temprana: Tratamiento farmacéutico de la enfermedad antes de que ésta ocurra, también conocido como profilaxis. La presunción de una enfermedad y la predicción de futuras enfermedades en personas que resultan VIH positivas, están basadas en los datos estadísticos muy influidos y en marcadores sustitutos, más que en estados clínicos individuales de salud. La intervención temprana a menudo produce las mismas horribles consecuencias para la salud, que trata de prevenir. Es sinónimo de "tratamiento agresivo," "pegar pronto y fuerte" y "ser inteligente sobre el VIH."

Especialistas en intervención temprana / consejeros de tratamiento / defensores de tratamiento: Funcionarios de organizaciones del SIDA que promocionan fármacos, a menudo con la exclusión de tratamientos alternativos y estrategias para vivir. Muchas organizaciones del SIDA no permiten que se mencione información sobre una vida saludable, sin la intervención de estos fármacos.

Fracaso en una terapia de medicamentos: Describe a una persona que es incapaz de tolerar los efectos colaterales de los medicamentos para el SIDA, o para quien los fármacos no producen resultados benéficos; como se presenta en: "Juan fracasó con el Crixivan." Según este cruel paradigma, no fallan las medicinas, sino las personas.

Vía rápida / aprobación de vía rápida ("Fast track"): Aprobar tratamientos farmacéuticos para el uso general y durante toda la vida, antes de que los resultados a largo plazo sean conocidos, y antes de que su seguridad y eficacia se hayan establecido. Muchos efectos adversos de los inhibidores de proteasa - disfunción sexual, diabetes, deformidades físicas, falla hepática y muerte - fueron descubiertos después de la aprobación de su implementación por "vía rápida". Esta vía rápida ("fast track") es considerada como uno de los mayores logros del activismo del SIDA.

Fatal: Describe las condiciones, circunstancias o eventos que han producido la muerte o que están destinados inevitablemente a causarla.[246] Según la Organización Mundial de la Salud, (WHO) el 95% de las personas que han sido descritas como "que tienen VIH" en el mundo, en realidad viven sanas a pesar de la publicidad de que el VIH es un virus 100% fatal.[247]

Combatir el SIDA: financiar el SIDA.

SIDA en toda la extensión de la palabra: Resultar VIH positivo y enfrentar el criterio de un diagnóstico de SIDA por padecer cualquiera de las enfermedades oficiales definitorias del SIDA, desde una simple infección por levaduras hasta un cáncer terminal, como lo indica la frase "Mary tiene SIDA en toda la extensión de la palabra." Desde enero de 1993, un diagnóstico de SIDA en toda la extensión de la palabra, no requiere que la persona tenga alguna enfermedad.

VIH positivo: Término utilizado para describir a alguien que ha resultado positivo a los anticuerpos que se presume fueron producidos en respuesta al VIH. Un diagnóstico de VIH positivo no se refiere a la actual infección con el VIH y puede variar dependiendo de dónde viva uno. Se le considera popularmente como sinónimo de una sentencia de muerte. Las personas que resultan positivas pueden ser acusadas de comportamiento criminal por tener relaciones sexuales, y pueden perder la custodia de sus hijos por sus decisiones en el cuidado de su salud.

En negación: Se dice de cualquiera que cuestione la hipótesis del VIH. A menudo se aplica a los VIH positivos que se niegan a seguir el tratamiento con medicamentos, y eligen vivir.

Infectado: Ver VIH Positivo.

Opciones informadas: Las que se les dice que deben tomar las personas que resultan VIH positivas después de que se les proporciona información a través de las organizaciones del SIDA y de seminarios patrocinados por compañías farmacéuticas, en donde se excluyen todos los datos que se encuentran en este libro.

Inhumano/poco ético: El uso de controles de placebo sin medicamento en estudios que prueban fármacos propuestos para el tratamiento del SIDA. Hasta hace poco, el control de placebo estaba considerado como un procedimiento necesario que mantenía una base científica para la evaluación de tratamientos con medicamentos, y permitía valoraciones más precisas de la eficacia de éstos. (El placebo es típicamente una píldora de azúcar que se da como "medicina" a un grupo bajo estudio, para comparar los resultados de ese grupo, con otro al cual se le da a tomar la medicina que se está probando).

Sobreviviente a largo plazo: Una persona que resulta VIH positiva y permanece viva por un período mayor de tres a cinco años. La diferencia con el que no evoluciona a largo plazo, es que el sobreviviente necesita solamente estar vivo y no necesariamente con buena salud. Muchos sobrevivientes a largo plazo viven con efectos colaterales provocados por los medicamentos, como diarrea y náusea crónica, caquexia del SIDA, anemia o neuropatía.

Mutación: Un término popular que se utiliza para explicar por qué los efectos curativos de los medicamentos del SIDA son inexistentes o efímeros. Esta idea presume que el VIH evoluciona en cepas mutantes que resisten la terapia de fármacos, aunque no existe evidencia científica para probar semejante afirmación, y la evidencia de virus VIH resistentes a los fármacos, no ha sido publicada en la literatura médica.

99% verídico: Supuesta exactitud de las pruebas de anticuerpos VIH, las cuales no identifican específicamente los anticuerpos del VIH, que reaccionan cruzándose con muchos otros anticuerpos que no son VIH, que no están estandarizados y que no han sido verificados contra el aislamiento del virus, en personas que resultan positivas.

Sin evolución: Personas que resultan VIH positivas, que no se someten a ningún tratamiento para el SIDA, y que disfrutan de buena salud. Muchos científicos tienen la hipótesis de que estas personas están infectadas con una cepa menos virulenta de VIH, o imaginan que poseen un gen único que los protege de desarrollar SIDA. Los científicos han especulado que los afroamericanos no poseen este gen no identificado.[248] Una parte de la investigación multimillonaria en dólares, está dirigida a la búsqueda de este presunto gen.

Con salvedades, saludable: Término que por lo general se utiliza para describir a los consumidores crónicos de fármacos o consumidores de drogas de uso vicioso, personas crónicamente expuestas a numerosos microbios infecciosos, los desnutridos, los hemofílicos, los que reciben transfusiones sanguíneas, y los residentes de naciones pobres en vías de desarrollo, que padecen síntomas de enfermedades de deficiencia inmune, pero sólo si también resultan VIH positivos. También es utilizado para describir a las personas que resultan VIH positivas, y no tienen problemas de salud. *Ver Sin Evolución.*

Resistencia: Lo que se dice que los pacientes de SIDA desarrollan cuando los medicamentos para el SIDA no les producen beneficios, o cuando los efectos temporales cesan por completo. Los beneficios de los tratamientos generalmente no tienen ninguna relación con la buena salud real, y en cambio se determinan por ciertos resultados de pruebas sanguíneas conocidos como marcadores de reemplazo. Ver Mutación.

Efectos secundarios o colaterales: Los resultados directos - no deseados o imprevistos – de un tratamiento con fármacos u otras sustancias.

Marcadores sustitutos: En el SIDA, las pruebas de laboratorio que cuantifican las células T o que pretenden cuantificar la "carga viral." Los marcadores de reemplazo, o sustitutos, han sustituido a la auténtica salud como medidas de la salud real. La eficacia de los fármacos para el SIDA se determina por los cambios en los marcadores subrogados, o sustitutos, los cuales no se correlacionan con la salud real.

Carga viral: Una idea hipotética de que el VIH se reproduce hasta un billón de veces diariamente, y que las cantidades de VIH producidas todos los días acaban con el enorme número de células T que se producen diariamente, y causan la destrucción inmune asociada con el SIDA. El concepto de carga viral no explica cómo es que el VIH de hecho mata a las células T, ni por qué los miles de millones de "virus" que encuentra no son detectables por ningún medio usado normalmente para detectar virus, ni por qué no se pueden aislar cantidades significativas de VIH del plasma fresco, sin cultivar, de personas que resultan VIH positivas, o que padecen enfermedades definitorias del SIDA.

Prueba de carga viral: Nombre dado a una prueba de laboratorio que no mide ni identifica el VIH (virus actual) y está prohibida para su uso por la FDA para confirmar la presencia del VIH o para diagnosticar infección viral. Sin embargo, esta prueba normalmente se usa para diagnosticar la infección de VIH, y sirve como base para recetar medicamentos (que incluyen químicos tóxicos y experimentales) a los VIH positivos asintomáticos, a mujeres embarazadas, bebés y niños.

Síndrome caquéctico: Una condición del SIDA que se caracteriza por atrofia de la masa del cuerpo y la pérdida de peso involuntaria. Casi todos los medicamentos para el SIDA, desde el Bactrim hasta los inhibidores de proteasa, provocan una diarrea crónica que produce pérdida de peso; el AZT y otros nucleósidos análogos conocidos como antivirales, se sabe que provocan deterioro en la masa muscular. Muchas personas con un diagnóstico VIH positivo, toman combinaciones de estos fármacos continua y regularmente.

Referencias

1. En los Estados Unidos, SIDA es = a 29 enfermedades antiguas y una condición que no es enfermedad:
   La definición original del SIDA de 1983 (12 enfermedades) que son: Neumonía por pneumocystis carini, sarcoma de Kaposi, toxoplasmosis, estrongiloidosis, aspergilosis, criptococosis, candidiasis, criptoesporidiosis, citomegalovirus, herpes simple, leucoencefalopatía multifocal progresiva, y linfoma primario del cerebro. La definición revisada de 1985 añadió siete enfermedades más: Complejo de micobacteria avium, histoplasmosis, isosporiasis, linfoma de Burkitt, linfoma inmunoblástico, candidiasis en bronquios, tráquea y pulmones, y una prueba de anticuerpos positiva al VIH. La definición revisada agregó seis enfermedades adicionales: Encefalopatía, tuberculosis por micobacteria, síndrome de caquexia del SIDA, cocidiomicosis, retinitis por citomegalovirus, septicemia por salmonella. La prueba de anticuerpos ya es requerida
   En la definición revisada de 1993 se añadieron tres enfermedades más y un marcador subrogado: neumonía bacteriana recurrente, cáncer invasivo cervical, tuberculosis pulmonar, conteo de células T de < 200 o <14% de los linfocitos totales (no-enfermedad).
   Fuente: Duesberg P. Yiamouyannis J. 1995 AIDS: *The Good News Is HIV Doesn't Cause It* Health Action Press
2. Centros para el Control de las Enfermedades en Estados Unidos 1994 *HIV / AIDS Surveillance Report* Edición de fin de año 1993.
3. Navarro M. AIDS Definition Widened to Include Blood Cell Count agosto 8 1993 New York Times; Altman L. *AIDS Cases Increase Among Heterosexuals* Marzo 11, 1994 New York Times.
4. Centros para el Control de las Enfermedades en Estados Unidos *HIV / AIDS Surveillance Report* ediciones de fin de año 1998, 1997, 1996, 1995, 1994, 1993
5. Centros para el Control de las Enfermedades en Estados Unidos 1998 *HIV/AIDS Surveillance Report* Edición de fin de año 1997 Tabla 11 pl7
6. Centros para el Control de las Enfermedades en Estados Unidos 1999 HIV / AIDS Surveillance Report Edición de fin de año 1998 p43
7. Duesberg P 1993 *The HIV Gap in National Statistic Bio/Technology* 11:955-6
8. Laboratorio Central para el Control de Enfermedades, Health Canada, 1998 HIV and AIDS in Canada: Surveillance Report diciembre 31, 1997; Centros Estadounidenses para el Control de Enfermedades 1999 *HIV/AIDS Surveillance Report* Fin de año 1998
9. Centros Estadounidenses para el Control de Enfermedades 1998 HIV / AIDS Surveillance Report Edición de fin de año 1997 Figura 6 p25; Centros Estadounidenses para el Control de Enfermedades 1999 *HIV / AIDS Surveillance Report* edición de fin de año 1998
10. Organización Mundial de la Salud 1985 Definición Bangui para el SIDA en África (en vigor, confirmado por WHO en abril 1999); definiciones de WHO para los casos vigilados de SIDA en adultos y adolescentes, *Weekly Epidemiological Record* septiembre 1994; 69:273-80 (en vigor, confirmado por WHO en abril de 1999)
11. Duesberg P 1996 *Inventing the AIDS Virus Regnery Press,* Washington DC pl4l-l45
12. Duesberg P 1996 Inventing the AIDS Virus Regnery Press, Washington DC p54-58
13. Carins J 1978 Cancer: *Science and Society WH Freeman and Company*, San Francisco
14. Duesberg P, Rasnick D 1998 *The AIDS Dilemma: Drug Diseases Blamed on a Passenger Virus* Genetica 104:85-132; Mullis K 1998 *Dancing Naked in the Mindfield* Pantheon Books, New York p 1 71-190; Shenton J 1998 *Positively False* St Martin's Press, New York p6-17
15. Mullis K 1988 *Dancing Naked in the Mindfield* Pantheon Books, New York p 178; Duesberg P 1996 *Inventing the AIDS Virus* Regnery Press, Washington DC p 89-96
16. Altman L. New York,Times, abril 23 1984
17. Altman L. *Researchers Believe AIDS Virus is Found* New York Times, abril 24 1984 (Dr. James Curran, jefe del equipo de investigación sobre el SIDA del CDC, anuncia el descubrimiento "del virus que causa el SIDA")
18. Gallo encuentra el VIH en sólo 26 de 63 pacientes de SIDA (41%) Fuente: Gallo R Mayo 4 1984 Science Volume 224 p502
19. En 1983, Montagnier le envía a Gallo "partículas de retrovirus" (LAV) tomadas del nódulo linfático de un homosexual varón sin SIDA. Fuente: Science Mayo 20 1983, Vol 220; el virus que Gallo aseguró haber descubierto en 1984 se encontró que en realidad era el LAV de Montagnier. Source: New Scientist, Febrero 12 1987
20. Dingell J Misconduct in Medical Resarch, New England Journal of Medicine 1993 328:1610-1615; Co-discoverer of HIV Loses Bid to Regain Job Políticas y Leyes para el SIDA Mayo 14 1999 Vol 14 No 9; Crewdson, J In Gallo Case, Truth Termed a Casualty: Science Subverted in AIDS Research Chicago Tribune, enero 1 1995
21. Baffour A Are 26 Million Africans Dying of AIDS? Diciembre 1998 New African Magazine p34-42
22. Duesberg P Inventing the AIDS Virus Regnery Press, Washington DC; Root-Bernstein R 1993 Rethinking AIDS The Free Press, New York
23. Cordes R, et al 1995 Pitfalls in HIV Testing Medicina de Postgrado 98:177; Langedijk J, et al 1992 Identification of Cross-reaction Epitopes Recognized by HIV-1 False-positive Sera AIDS 6:1547-1548; Strandstrom H, et al 1990 Studies with Canine Sera that Contain Antibodies which Recognize HIV Structural Proteins Cancer Research, Septiembre 1:50 (17 Supl): 56285-56305; Germanson T 1989 Screening for HIV: Can We Afford the Confusion of the False Positive Rate? Journal of Clinical Epidemiology 42:1235; Weiss R, et al 1988 HIV Testing is the Answer-What's the Question? New England Journal of Medicine 319:1010-1012; Burke, et al 1988 Measurement of the False Positive Rate in a Screening Program for HIV Infections New England Journal of Medicine 319(15):961-964; US News and World Report, Noviembre 23 1987 p22c; Jackson G, et al 1988 Passive Immunoneutralisation of Human Immunodeficiency Virus in Patients with Advanced AIDS Lancet, septiembre 17:647
24. Papadopulos-Eleopulos E, et al 1993 Is a Positive Western Blot Proof of HIV Infection? Bio/Technology Journal Vol 11 p696-707
25. Papadopulos-Eleopulos E, et al 1993 Has Gallo Proven the Role of HIV In AIDS? Emergency Medicine 5:113-123
26. Papadopulos-Eleopulous E, et al 1993 Is a Positive Western Blot Proof of HIV Infection? Bio/Technology Vol. 11

27. Strandstrom H, et al 1990 Studies with Canine Sera which Recognise HIV Structural Proteins, Cancer Research 50:5628s-5630s. Source: Testing, Testing, 1,2,3... Turner V 1996 Contiuum Vol 3:5 p8-11
28. Papadopolus-Eleopulos E, et al 1993 Is a Positive Western Blot Proof of HIV Infction? Bio/Technology Journal Vol ll p696-701; Quantum Clinical Laboratory, Los Angeles, CA: Resultados de la prueba de anticuerpos de Christine Maggiore Abril 9 1992 VIH reactivo, WB positivo; Marzo 27 1993 VIH reactivo, WB Indeterminado; septiembre 1 1993 VIH no-reactivo
29. Panfleto del Laboratorio Abbott para la prueba de anticuerpos ELISA
30. Continuum Vol 3:4 con agradecimiento a Val Turner, Royal Perth Hospital, Australia; Bio/TechnoLogy, junio 1993 11:696-707
31. Roche Amplicor Diagnósticos PCR HIV-1 Panfleto del estuche de la prueba de monitoreo
32. Johnson C 1997 Factors Known to cause false-Positive HIV AntiBody Test Results Continuum Vol 4:3 p5

Referencias de las Gráficas:

1c. Agbalika F, Ferchal F, et al 1992 False-positive Antigens Related to Emergence of a 25-30 kD Protein Dectected In Organ Recipients, AIDS 6:959-962
2c. Andrade V, Avelleira J, et al 1991 Leprosy as a Cause of false-Positive Results in Serological Assys for the Detection of Antibodies to HIV-1 Intl J Leprosy 59:125
3c. Arnold N, Slade R, et al 1994 Donor Follow Up of Influenza Vaccine-Related Multiple Viral Enzyme Immunoassay Reactivity Vox Sanguinis 67:191
4c Ascher D, Roberts C 1993 Determination of the Etiology of Seroreversals in HIV Testing by Antibody Fingerprinting AIDS 6:241
5c. BarBacid M, Bolgnesi D, et al 1980 Humans Have Antibodies Capable of Recognizing Oncoviral Glycoproteins Procedente de la Academia Nacional de Ciencias 77:1617-1621
6c. Biggar R, Melbye M, et al 1985 ELISA HILV Retrovirus Antibody Reactivity Associated with Malaria and Immune Complexes in Healthy Africans Lancet ii:520-543
7c. Blanton M, Balakrishnan K, et al 1987 HLA Antibodies in Blood Donors with Reactive Screening Tesis for Antibody to the Immunodeficiency Virus Transfusion 27(1):118
8c. Blomberg J, Vincic E, et al 1990 Identification of Regions of HIV-1 p24 Reactive with Sera Which Give "Indeterminate" Results in Electrophoretic immunoblots with the Help of Long SyntheTic Peptides AIDS Res Hum Retro 6:1363
9c. Burkhardt U, Mertens T, et al 1987 Comparison of Two Commercially Available Anti-HIV ELISA's J Med Vir 23:217
10c. Bylund D, Ziegner U, et al 1992 Review of Testing for Human Immunodeficiency Virus Clin Lab Med 12:305-333
11c. Challakere K, Rapaport M 1993 False-Positive Human Immunodeficiency Virus type 1 ELISA Results in low Risk Subjects West J Med 159(2):214-215
12c. Charmot G, Simon F 1990 HIV Infection and Malaria Revue du practicien 40:2141
13c. Cordes R, Ryan M 1995 PitfalLs in HIV Testing Medicina Postgrado 98:177
14c. Dock N, Lamberson H, et al 1988 Evaluation of Atypical Human Immunodeficiency Virus Immunoblot Reactivity in Blood Donors Transfusion 28:142
15c. Esteva M, Blasini A, et al 1992 False Positive Results for Antibody to HIV in Two Men with Systemic Lupus Erythematosus Ann Rheum Dis 51:1071-1073
16c. Fassbinder W, Kuhni P, et al 1986 Prevalence of Antibodies Against LAV/HTLV-III (HIV) in Patients with Terminal Renal Insufficiency Deutsche Medizinische Wochenschrift 111:1087
17c. Fleming D, Cochi S, et al 1987 Acquire Immunodeficiency Syndrome in Low-Incidence Areas JAMA 258(6):785
18c. Gill M, Rachiis A, et al 1991 Five Cases of Erroneously Diagnosed HIV Infection Can Med Asso J 145(12):1593
19c. Healey D, Bolton W 1993 Apparent HIV-1 Glycoprotein Reactivity on Western Blot in Uninfected Blood Donors AIDS 7:655-658
20c. Hisa J 1993 False-Positive, ELISA for Human Immunodeficiency Virus after Influenza Vaccination JID 167:989
21c. Isaacman S 1989 Positive HIV Antibody Test Results after Treatment with Hepatitis B immune Globulin JAMA 262:209
22c. Jackson G, Rubenis M, Knigge M et al 1998 Passive Immunoneutralization of Human Immunodeficiency Virus in Patients with Advanced AIDS, Lancet, September 17:647
23c. Jindal R, Solomon M, et al 1993 False Positive Tests for HIV in a Woman with Lupus and Renal Failure NEJM 328:1281-1282
24c. Jungkind D, DiRenzo S, et al 1986 Effect of Using Heat-Inactivated Serum with The Abbott Human T-cell Lymphotropic Virus Type III (HIV) Antibody Test J Clin Micro 23:381
25c. Kashala O, Marlink R, et al 1994 Infection with Human Immunodeficiency Virus Type 1 (HIV-1) and Human T-cell Lymphotropic Viruses among Leprosy Patients and Contacts J Infect Dis 169:296-304
26c. Lai-Goldman M, McBride J, et al 1987 Presence of HTLV-III (HIV)Antibodies in Immune Serum Globulin Preparations Am J Clin Path 87:635
27c. Langedijk J, Vos, W. et al 1992 Identification of Cross-Reactive Epitopes Recognized by HIV-1 False-Positive Sera AIDS 6:1547-1548
28c. Lee D, Eby W, et al 1992 HIV False Positivy after Hepatitis B Vaccination Lancet 339:1060
29c. Leo-Amador G, Ramírez-Rodríguez J, et al 1990 Antibodies Against Human Immundeficiency Virus in Generalized Lupus Erythematosus Salud Pública de México 32:15
30c. Mackenzie W, Davis J, et al 1992 Multiple False-Positive Serologic Tests_for HIV, HTLV-1 and Hepatitis C Following Influenza Vaccination, 1991 JAMA 268:1015-1017
31c. Boffey P US to Test for AIDS in 30 Cities New York Times Diciembre 3 1987 p3lc; Mathe G 1992 Is the AIDS Virus Responsible for the Disease? Biomed & Pharmacother 46:1-2
32c. Mendenhall C, Roselle G, et al 1986 False-Positive Tests for HTLV-III (HIV) Antibodies in Alcoholic Patients with Hepatitis NEJM 314:921
33c. Moore J, Cone E, et al 1986 HTLV-III (HIV) Seropositivity in 1971-1972 Parenteral Drug Abusers: A Case of False-Positives or Evidence of Viral Exposure? NEJM 314: 1387-1388
34c. Mortimer P, Mortimer J, et al 1985 Which Anti-HTLV (HIV) Assays for Screening and Confirmatory Testing? Lancet octubre 19, p873
35c. Neale T, Dagger J, et al 1985 False-Positive Anti-HTLV-III (HIV) Serology Nueva Zelanda Med J octubre 23
36c. Ng V 1991 Serological Diagnosis with Recombinant Peptides/Proteins Clin Chem 37:1667-1668
37c. Ozanne G, Fauvel M 1988 Performance and Reliability of Five Commercial Enzyme-Linked Inmunosorbent Assay Kits in Screening for Anti-Human Immunodeficiency Virus Antibody in High-Risk Subjects J Clin Micro 26:1496

38c. Papadopulos-Eleopulos E 1988 Reappraisal of AIDS: Is the Oxidation Induced by the Risk Factors the Primary Cause? Med Hypo 25:151
39c. Papadopulos-Eleopulos E, Turner V, et al 1993 Is a Positive Western Blot Proof of HIV Infection? Bio/technology, junio 11:696-707
40c. Pearlman ES, Ballas SK 1994 False-Positive Human Immunodeficiency Virus Screening Test Related to Rabies Vaccination Arch Pathol Lab Med 118-805
41c. Peternan T, Lang G, et al 1986 Hemodialysis/Renal Failure JAMA 255:2324
42c. Piszkewicz D 1987 HTLV-111 (HIV) Antibodies after Immune Globulin JAMA 257:316
43c. Profitt M, Yen-Lieberman B 1993 Laboratory Diagnosis of Human Immunodeficiency Virus Infection Inf Dis Clin North Am 7:203
44c. Ranki A, Kurki P, et al 1992 Antibodies to Retroviral Proteins in Autoimmune Connective Tissue Disease Arthritis and Rheumatism 35:1483
45c. Ribeiro T, Brites C, et al 1993 Serologic Validation of HIV Infection in a Tropical Area JAIDS 6:319
46c. Sayers M, Beatty P, et al 1986 HLA Antibodies as a cause of False-Positive Reactions in Screening Emzyme Immunoassays for Antibodies to Human T-Lymphotropic Virus Type III (IV)Transfusion 26(1):114
47c. Sayre K, Dodd R, et al 1996 False-Positive Human immunodeficiency Virus Type 1 Western Biol Tests in Non-Infected Blood Donors Transfusion 36:45
48c. Schleupner C Detection of HIV-1 Infection In: Principios y Práctica de Enfermedades Infecciosas, 3 ed. por Mandell G. Douglas R, Bennett J (eds.) Churchill Livingstone, New York 1990:1092
49c. Schochetman G, George J 1992 Serologic Tests for the Detection of Human Immunodeficiency Virus Infection Pruebas para el SIDA: Temas de Metodología y Manejo, Springer-Verlag, New York
50c. Simonsen L, Buffington,J, et al 1995 Multiple False Reactions in Viral Antibody Screening Assays alter Influenza Vaccination Am J Epide. 141-1089
51c. Smith D, Dewhurst S, et al 1987 False-Positive Enzyme-Linked Immunosorbent Assay Reactions for Antibody to Human Immunodeficiency Virus in a Population of Midwestern Patients with Congenital Bleeding Disorders Transfusion 127:112
52c. Snyder H, Fleissner E 1980 Specificity of Human Antibodies to Oncovirus Glycoproteins Actividades de la Academia Nacional de Ciencias 77:1622-1626
53c. Steckelberg J, Cockerill F 1988 Serologic Testing for Human Immunodeficiency Virus Antibodies Procedencia Clínica Mayo 63:373
54c. Sungar C, Akpolat T, et al Alpha Interferon Therapy in Hemodialysis Patients Nephron 67:251
55c. Tribe D, Reed D, et al 1988 Antibodies Reactive with Human Immunodeficiency Virus Gag-Coated Antigens (Gag Reactive Only) are a Major Cause of Enzyme-Linked immunosorbent Assay Reactivity in a Blood Donor Population J Clin Micro Abril:641
56c. Ujhelyi E, Fust G, et al 1989 Different Types of False Positive Anti-HIV Reactions in Patients on Hemodialysis Immun Let 22:35-40
57c. Van Beers D, Duys M, et al Heat Inactivation o Serum May Interfere with Tests for Antibodies to LAV/HTLV-III (HIV) J Vir Meth 12:329
58c. Voevodin A 1992 HIV Screening in Russia Lancet 339:1548
59c. Weber B, Moshtaghi-Borojeni M, et al 1995 Evaluation of the Reliability of Six Current Anti-HIV-1/ HIV-2 Enzyme Immunoassays J Vir Meth 55:97
60c. Wood C, Williams A, et al 1986 Antibody Against the Human Immunodeficiency Virus In Commercial Intravenous Gammaglobulin Preparations Ann Int Med 105:536
61c. Yale S, Degroen P, et al 1994 Unusual Aspects of Acute Q Fever-Associated Hepatitis Procedencia Clínica Mayo 69:769
62c. Yoshida T, Matsui T, et al 1987 Evaluation of Passive Particle Agglutination Test for Antibody to Human Immunodeficiency Virus J Clin Micro Agosto:1433
63c. Yu S, Fong C, et al 1989 A FaLse Positive HIV Antibody Reaction Due to Transfusion-Induced HIL DR4 Smsitization NEJM 320:1495
64c. National Institute of Justice AIDS Bulletin Octubre 1988
33. Curran J 1985 The Epidemiology of AIDS: Current Status and Future Prospects Science 229:1352-1357; Karon, et al 1996 Prevalence of HIV Infections in the US Journal of the American Medical Asociation 276:126-131; Krieger I. One in 300 US Adults Infected,San Francisco Examiner, julio 7 1996 pA82
34. NBC Nightly News, marzo 10 1995: Robert Hager de la NBC reportó que el CDC estaba a punto de reducir los estimados que sabían estaban muy elevados. La vocera de de CDC, Michelle Bond comentó que los funcionarios de CDC estaban renuentes a informar cifras más bajas por miedo a consecuencias presupuestarias adversas.
35 Todas las STDs excepto el herpes genital: Centros Estadounidenses para el Control de Enfermedades 1997, table I: Casos de STDs reportados por los departamentos de salud del estado en EE.UU. 1941-1997, Vigilancia de las STDs p65-66. Herpes genital: Meyer T marzo 24 1998 Associated Press, Atlanta (Meyer cita al CDC y al Dr. Charles Bell del Departamento de Salud de Texas)
36 Centros Estadounidenses para el Control de Enfermedades 1999 HIV/AIDS Surveillance Report Edición de fin de año 1998 (Muertes de las personas con SIDA, totales acumulados hasta diciembre 1998) Tabla 21, p30,
37. Centros Estadounidenses para el Control de Enfermedades 1998 HIV/AIDS Surveillance Report Edición de fin de año 1997 (Casos de VIH y SIDA reportados hasta diciembre 1997) La Tabla 13 expresa: "Las muertes reportadas no son necesariamente ocasionadas por alguna enfermedad relacionada con el VIH"
38. CDC Wonder website; The New York Times, conteo de muertes, todas las edades, todas las razas, ambos géneros 1981-1998
39. Lazarou J, et al 1998 Incidence of Adverse Drug Reactions in Hospitalized Patients (1966-1996) Journal of the American Medical Association, 279:1200; Manmaney T Medications Kill 100,000 Annually Los Angeles Times. Abril 15 1998
40. PBS 1998 The American Experience: Influenza 1918
41. Organización Mundial de la Salud Weekly Epidemiological Record Noviembre 1999
42. UNAIDS junio 1998 Report on the Global Epidemic; Organización Mundial de la Salud junio 1998, Weekly Epidemiological Record
43. CDC National Vital Statistics Report octubre 7 1998, Vol 47:4 Tabla E p7 (Muertes y tasas de mortandad, final de 1996 e inicio de 1997)
44. Geshekter C 1997 AIDS: The Leading Cause of Unjustified Hysteria, Reappraising AIDS febrero Vol 5:2
45. Instituto de Medicina (IOM) 1996 Scientific Opportunities and Public Needs; Webster K Disproportionate Funding Associated Press junio 16 1999
46. Centros Estadounidense para el Control de Enfermedades 1999 HIV/AIDS Surveillance Report Edición de fin de año 1998

47. Crowne D, et al 1964 The Approval Motive John Wiley and Sons, New York; Saxe I 1991 Lying: Thoughts of an Applied Social Psychologist American Psychologist 46:409-415; Fuente: Brody S Sex at Risk Transaction Publishers, New Brunswick
48. Brody, S 1997 Sex at Risk Transaction Publishers, New Brunswick; 80%: Potterat, et al 1987 JAMA 256 p 12; 65%: Renzullo, et al 1990 JAIDS 3, p266-27l; 83%-90%: Comité de la Investigación del SIDA y de las Ciencias Sociales, Estadísticas y de Comportamiento 1989; 69%: Chicago Depto de Salud Pública, Journal of AIDS 1997; 99.4%: Departamento de Salud de la ciudad de Nueva York, American Journal of Epidemiology 137:2
49. Las cifras para el SIDA por Grupos de Riesgo están basadas en cifras acumulativas a través de 1998 y no incluyen casos donde el estado de riesgo no fuera evaluado; el SIDA a través del status de Salud se presenta durante los años 1993 hasta 1997 usando la Tabla 11 de los Reportes de Vigilancia del HIV/SIDA de CDC en Estados Unidos para 93-97 (1997 fue el último año en que el CDC publicó los datos de la Tabla 1l); el SIDA por Género está basado en cifras acumulativas hasta 1998
50. Centros Estadounidenses para el Control de Enfermedades 1999 HIV/AIDS Surveillance Report Edición de fin de año 1998
51. Burke D, et al 1990 Seroprevalence Among Applicants for US Military Service Datos hasta 1997 que no han sido publicados por el Departamento de Reclutamiento de los Militares en Estados Unidos: Para obtener una copia de estos datos no publicados, envíe un SASE a la autora.
52. Centros Estadounidenses para el Control de Enfermedades 1999 HIV/AIDS Surveillance Edición de fin de año 1998 p26
53. Duesberg P 1996 Inventing the AIDS Virus Regnery Press, Washington DC pl83
54. Holding R, Carlsen W 1998 Epidemic Ravages Caregivers San Francisco Chronicle pl, A6-A8
55. Centros Estadounidenses para el Control de Enfermedades 1999 HIV/AIDS Surveillance Report Fin de año 1998 tabla 7 pl4; Centros Estadounidenses para el Control de Enfermedades 1998 HIV/AIDS Surveillance Report Fin de año 1997 tabla 8 p 15
56. Laboratorio Central para el Control de Enfermedades, Health Canada, Abril 1998 Gonorrhea in Canada; Centros Estadounidenses para el Control de Enfermedades 1998 HIV/AIDS Surveillance Report fin de año 1997, Tablas l3A y l3B; Entrevista con Don Suthertand, LCDC de la Oficina del SIDA y STDs, Septiembre 14, 1998 Casos de Gonorrea en Canadá
57. Centros Estadounidenses para el Control de Enfermedades 1999 HIV/AIDS Surveillance Report Fin de año 1998 Tabla 7 p14 Centros Estadounidenses para el Control de Enfermedades 1998 HIV/AIDS Surveillance Report Fin de año 1997 Tabla 8 p 15
58 Mok, et al 1987 Infants born to Mothers Seropositive for HIV Lancet 1164-1168; Estudio de Colaboración Europea 1991 Children Born to Women with HIV 1 Lancet 337:253-260
59. Fuente: Centro Nacional de Estadísticas de Salud julio 1996 703/821-8955: Casos acumulativos de muertes por SIDA de niños menores de un año 1983-1996, 1997 preliminar, 1981-1982 computado por promedio de años 1983-1993
60. Transacciones de la Sociedad de Actuarios, Vol XLIV p333-97;Boffey P Abril 22 1988, Rescarchers List Odds of Getting AIDS in Heterosexual Intercourse New York Times; Hearst N, Hulley S Abril l988 Journal of the American Medical Association; Dangers Real and Imagined diciembre 8 1997 Wall Street Journal; Discover magazine, Mayo 1996 p82
61. Organización Mundial de la Salud (WHO), Noviembre 1999 Weekly Epidemiological Record
62. Harvard University Global Burden of Disease Study, 1996; Organización Mundial de la Salud (WHO), Ginebra 1996 Fighting Disease, Fostering Development; Geshekter C Rethinking AIDS in Africa Reappraising AIDS Vol 3:2 febrero 1995
63. Organización Mundial de la Salud (WHO) 1985 Definición Bangui para el SIDA en África (en vigor); definiciones de WHO de los casos de vigilancia del SIDA en adultos y adolescentes Weekly Epidemiological Record septiembre 1994 69:273-80 (confirmado en abril de 1999 por WHO)
64. Organización Mundial de la Salud (WHO), Noviembre 1999 Weekly Epidemiological Record (en vigor); Harvard University Global Burden of Disease Study, 1996; Organización Mundial de la Salud (WHO) Ginebra 1996 Fighting Disease, Fostering Development; Geshekter C Rethinking AIDS in Africa Reapparaising AIDS Vol 3:2 febrero 1995; Organización Mundial de la Salud (WHO) l985 Definición Bangui para el SIDA en África (en vigor); las definiciones de WHO de los casos de SIDA vigilados en adultos y adolescentes. Weekly Epidemiological Record Septiembre 1994 69:273-80 (confirmado en Abril 1999 por WHO); Organización Mundial de la Salud (WHO) World Health Report 1998 Casos anuales de enfermedades seleccionadas.
65. Kestler H, et al 1990 Induction of AIDS In Rhesus Monkey by Molecularly Cloned SIV Science 2448:1109-112; Kestler, et al 1991 Importance of Net Gene for Maintenance of High Virus Loads Cell 65:651- 662; Fultz, et al 1990 Humoral Response to SIV/SMM Infection in Macaque and Mangabey Monkeys Journal of AIDS 3:319-329; Weiss R, et al 1985 Molecular Biology of RNA Tumor Viruses Cold Spring Harbor Press, New York; Blatner W, et al 1988 HIV Causes AIDS Science 241:514-515; Lambrou E 1994 AIDS Scare or Scam pl4-15 Vantage Press, New York
66. Gao, et al Nature febrero 4 1999
67. Organización Mundial de la Salud (WHO), 26 noviembre 1999 Weekly Epidemiological Record
68. Russell R Kenya Slow to Face Up to AIDS Scourge Reuters noviembre 25 1998
69. Organización Mundial de la Salud (WHO) World Health Report 1998; Weekly Epidemiological Record, 26 noviembre 1999
70. Organización Mundial de la Salud (WHO) World Health Report 1998 Casos anuales de enfermedades específicas
71. Journal of AIDS 1994 7:8 p876
72. Centros Estadounidenses para el Control de Enfermedades 1999 HIV/AIDS Surveillance Report Fin de año1998; 9(2) Cálculos: David Crowe, Alberta Reappraising AIDS Society
73. Centros Estadounidenses para el Control de Enfermedades HIV/AIDS Surveillance Report Ediciones de fin de año 1997, 1996, 1995, 1994, 1993 (condiciones indicadoras de SIDA reportadas por grupo de edad, Estados Unidos)
74. Centros Estadounidenses para el Control de Enfermedades 1998 HIV/AIDS Surveillance Report Fin de año 1997 p25 Figura 6
75. Centros Estadounidenses para el Control de Enfermedades 1998 HIV/AIDS Surveillance Report Fin de año 1997 p25 Figura 6
76. POZ magazine, julio 1999: Anuncio de Glaxo-Wellcome para el Ziagen (sulfato de abacavir), diciembre 1998 MG-001; anuncio de Merck para el Crixivan (indinavir) Merck and Co, Inc. 1998 99-4084; anuncio de Roxanne para el Viramune (nevirapina) julio 1999, RX-2 140 (4/98)

Anuncio de Glaxo-Wellcome para el Combivir (lamivudina/zidovudina) marzo 1999
77. POZ magazine julio 1999: Anuncio de Glaxo-Wellcome para el Combivir
78. Hammer S, et al 1997 A Controlled Trial of Two Nuclceoside Analogues Indinavir in Persons with HIV New England, Journal of Medicine 337:725-733
79. Anuncio de Merck para Crixivan (indinavir) Merck and Co, Inc. 1998 99-4084
80. POZ magazine julio 1999: Anuncio de Glaxo-Wellcome para el Ziagen (sulfato de abacavir), diciembre 1998 MG-001; Anuncio de Merck para el Crixivan (indinavir) Merck and Co, Inc. 1998 99-4084; Anuncio de Roxanne para el Viramune (nevirapine) julio 1999, RX-2140 (4/98); Anuncio de Glaxo Wellcome para el Combivir (lamivudina/zidovudina), marzo 1999; La FDA previene que se ha presentado sangrado espontáneo en 15 hemofílicos que usaban inhibidores de proteasa, julio 16 1996; Dube M, Johnson D. et al 1997 Protease Inhibitor Associated Hiperglycemia Lancet 350:713-4; Kotler D Truncal Obesity febrero 20 1998 Clinical Care Options for HIV (Monthly Experts Column) Garrett I. The Virus at The End of the World Esquire marzo 1 1999; Lo, J, et al 1998 Buffalo Hump in Men with HIV-1 Lancet marzo 21 1998 p867-870; Miller KD, et al Visceral Abdominal Fat Accumulation Associated with Use of Indinavir p871-875; Kim I. FDA Approves Another Protease Inhibitor The Atlanta Journal and Constitution abril 17 1999 p2E; Mickleburgh R, Study AIDS Drugs Long Term, Makers Told The Globe and Mail (Canada) Mayo 4 1999; Colebunders E, et al Sexual Dysfunction with Protease Inhibitors Lancet 353 Mayo 22 1999; Waldholz M, Tanouye E Cocktail Break Wall Street Journal enero 25 1999
81. Staszewski S et al 1999 Efavirenz plus Zidovudine and Lamivudine in the Treatment of HIV-1 Infection in Adults, New England Journal of Medicine Vol 341, No 25; 3 diciembre 1999 2:37 a.m. EST PlanetOut: Community Headlines AIDS: Current Global Numbers; James Curran en CNN, 23 agosto 1998 8:00 p.m. EST.
82. Altman L New Cases Widen Views About AIDS New York Times enero 5 1984
83. Auberbach, et al 1984, Am.J Med 76:487; Boffey P AIDS in the Future: Risk of Developing AIDS New York Times enero 14 1986; JAMA 262: 3129-3130; Burkett E HIV: Not Guilty? Miami Herald diciembre 23 1990 pl2-17
84. Eckholm E Onset of AIDS After Transfusion Found to Lag Average of 5 Years, New York Times Mayo 29 1986; Lambrou E 1994 AIDS: Scare or Scam? Vantage Press, New York p15; Garrett L junio 1999 Blacks May Have Genetic Risk of HIV Infection, Alive & Kicking!; Waldholz M, Tanouye E Cocktail Break Wall Sreet Journal enero 25 1999
85. Johnson C, Philpott P Viral Load of Crap Reapprasing AIDS Vol 4:10 Octubre 1996; Duesberg P 1995 Nature 357 pl97
86. Rasnick D Kinetics Analysis of Consecutive HIV Proteolytic Cleavages of the Gag-Pol Polyprotein Journal of Biological Chemistry marzo 7 1997
87. Mullis K octubre 1998 The Medical Establishment vs. The Truth Penthouse Magazine
88. Rich J, et al 1999 Misdiagnosis of HIV Infection by HIV-1 Plasma Viral Load Testing: A Case Series Anales de Medicina Interna 130:37-39; Sullivan,et al AIDS enero 14 1999 13:89-9 Persistently Negative HIV-1 Antibody Enzyme Immunoassay Screening Results for Patients with HIV-1 Infection and AIDS.
89. Piatak M marzo 19 1993 High Levels of HIV-1 in Plasma During All Stages of Infection Determined by Competitive PCR Science 259:1749-53; Roehr B Loading Zone Revista POZ Agosto de 1999 p76
90. New England Journal of Medicine noviembre 3 1994 331:18 p1176-1177
91. Semba R, et al 1993 Increased Mortality Associated with Vitamin A Deficiency During HIV-1 Infection Arch Intern Med 153-2149-2154
92. WHO/UNAIDS, 1998 HIV And Infant Feeding: A Guide for Health Care Managers and Supervisors FRH/Nut 98, 22
93. Health News Mothering magazine Summer 1997 p40; Dew J octubre 8 1999 Newborn HIV Tests Criticized New Haven Register
94. Farber C AZT Roullete: The Impossible Choices Facing HIV Positive Mothers Mothering magazine septiembre/octubre 1998 Número 90
95. Semba R, et al 1993 Increased Mortality Associate with Vitamin A Deficiency During HIV-1 Infection Arch Intern Med 153:2149-2154
96. Kumar R, et al 1994 Zidovudine Use in Pregnancy: A Report on 104 cases and Birth Defects Journal of AIDS 7(10):1034-1039
97. Cordes R, et al 1995 Pitfalls in HIV Testing Postgraduate Medicine 98:177. NgV,et al Serological Diagnosis with Recombinant Peptides/Proteins Clinical Chemistry 37:1667-1668; Profitt M, et al 1993 Laboratory Diagnosis of HIV Infection Inf Dis Clin North Am 7:203; Steckelberg J, Cockerill F 1988 Serological Testing for HIV AntiBodies Procedencia Clínica Mayo 63:373; Voevodi A 1992 IV Screening in Russia Lancet 339:1548
98. Revista Mothering Verano 1997 Health News p40
99. Cleary, et al 1987 Journal of the American Medical Association 258(13):1757-62
100. Centros Estadounidenses para el Control de Enfermedades Recommendations of the US Public Health Service Task Force on the Use of Zidovudine (AZT) to Reduce Perinatal Transmission of HIV Morbidity and Mortality Weekly Report Vol 43 No RR-11 agosto 5 1994
101. Regush N No AZT For My Baby, Please ABCNews.com septiembre 16 1999
102. Gwarteny D Baby's Risk for HIV Sparks Fight The Oregonian enero 31 1999; Wright J Court Grants Delay in Baby HIV Case The Register-Guard febrero 5 1999
103. Good Morning America septiembre 9 1998
104. Philpott P Maine Mother Wins Court Fight Against HIV Doctors Reappraising AIDS Vol 6 octubre 10 1998
105. Mother Wins Right to Stop HIV Drugs New York Times abril 20 1999; Dateline NBC enero 25, 1999; A Mother's Instinct People Magazine octubre 5 1998 pl57-158
106. News Broadcast, CJOB 68 agosto 18 1999; Peritz I Mother Fights to Block Son's HIV Drug Therapy The Globe and Mail (Canada) agosto 18 1999
107. McKittrick, A., Ethical Drug Pricing: An Oxymoron? Provincetown Positive Primavera 1999 p37-39
108. Duesberg P 1996 Inventing the AIDS Virus Regnery Press, Washington DC p 309-359
109. Physicians Desk Reference 1994 p32
110. Duesberg P 1996 Inventing the AIDS Virus Regnery Press, Washington DC p 309-359
111. Lauritsen J 1993 The AIDS War Askelpios, New York, Documentos de la FDA Demuestran Fraude en los Ensayos con AZT p38l-397
112. Lancet 1993 343:871, Concorde Coordinating Committee; Journal of the American Medical Association 1988 203:3009; New England Journal of Medicine 1992 326:437. Fuente: Hand T Why Antiviral Drugs Cannot Resove AIDS Reappraising AIDS Vol 4:9 Septiembre 1996

113. Fuente: Entrevista con el Dr. Charles Thomas en el video VIH=SIDA:¿Verdad o Fraude? Starvision Productions (Stephen Allen, prod.) Denver CO; Duesberg P 1996 Inventing the AIDS Virus Regnery Press, Washington DC p 309-359
114. British Medical Journal julio 15 1995 pl56-158 (49%) Science Magazine febrero 24 1995 p1080 (34%); JAMA 260:3009 1988; New England Journal of Medicine 1992, 326:437. Fuente: Hand T Why Antiviral Drugs Cannot Resolve AIDS Reappraising AIDS Vol 4:9 septiembre 1996
115. Hammer S, et al 1997 A Controlled Trial of Two NucleosideAnalogues Indinavir in Persons with HIV New England, Journal of Medicine 337:725-733
116. Anuncio de Merck para el Crixivan A&U magazine julio 1999 99-4084 910 (508) CRX
117. Anderson M The Big Tease Valley Advocate febrero 20 1997
118. Entrevista con Christine Maggiore septiembre 1997
119. El experto en SIDA, Dr. Bruce Walker on ABC News Nightline Mayo 19 1999 11:35 PM EST
120. Ostrom N The Now York Native julio 15 1996 Número 691
121. POZ magazine julio 1999: Anuncio de Glaxo-Wellcome para el Ziagen (sulfato de abacavir), 1998 MG-001 Anuncio de Merck para el Crixivan (indinavir) Merck and Co, Inc. 1998 99-4084; Anuncio de Roxanne para el Viramune (nevirapina) julio 1999, RX-2140 (4/98); Anuncio de Glaxo Wellcome para el Combivir (lamivudina/zidovudina)marzo 1999
122. Journal of the American Medical Association julio 10 1996
123. Johnson H Rolling Stone Magazine Special Report: Dr. David Ho and the Lazarus Equation marzo 6 1997
124. Levy J. 1996 AIDS Surrogate Markers: is There Truth in Numbers? JAMA Vol 276 p161-162
125. Anuncio de Merck para el Crixivan A&U magazine julio 1999 99-4084 910 (508) CRX
126. Altman L New York Times febrero 2 l996; Garret L Newsday marzo 5 1996; The Boston Globe febrero 1 1999
127. Dr. Raymond Schinazi of Emory University, Atlanta, Georgia. Fuente: Garrett L Newsday marzo 31 1995
128. Lancet junio 1 1997 Vol 349 pl 745; Associated Press Report, Philadelphia Inquirer junio 13 1997; Anderson M The Big Tease The Valley Advocat febrero 20 1997; Green F Cocktail Hangover Cleveland Free Times Mayo 5 1999 Vol 7 Número 33; Signorile M 641,086 and Counting Out magazine Septiembre 1998
129. The Morning After POZ magazine febrero 1997
130. Centros Estadounidenses para el Control de Enfermedades 1999 HIV/AIDS Surveillance Report Fin de año 1998; 9(2) Cálculos: David Crowe, Alberta Reappraising AIDS Society; Centros Estadounidenses para el Control de Enfermedades 1998 HIV/AIDS Surveillance Report Fin de año 1997 p25 Figura 6
131. Centros Estadounidenses para el Control de Enfermedades HIV/AIDS Surveillance Report Ediciones de Fin de año 1997, 1996 1995, 1994, 1993 (las condiciones indicadoras de SIDA se reportaron por grupo de edad en los Estados Unidos)
132. Entrevista con Christine Maggiore septiembre l997
133. Janeway C, Travers P, et al Immunobiology: The Immune System in Health and Disease, 4th edition, Elsevier Science Ltd/Garland Publishing, New York; Pizzo PA 1999 Fever in Immunocompromised Patients, New England Journal of Medicine 16;0341:893-900; Sussman E September 1999 Fat Disorders: A growing Threat, Health Risk Include Heart Disease, HIV Plus, No. 5, http//aegis.com/pubs/hiv-plus/1999/sep/fat.html; Peto T, May 1996, Surrogate Markers in HIV Disease, Journal of Antimicrobial Chemotheray 37(B):161-170
134. Gallo R 1984 Science 2241 Piatak M 1993 Science 259; Ho D 1991 New England Journal of Medicine 324:961; Shaw C, 1991 New England Journal o Medicine 324:954; Cooper 1992 Lancet 341:1099
135. Duesberg P 1996 Inventing the AIDS Virus Regnery Press,Washington DC pl74-180
136. Bialy H, Duesberg P Marzo 1995 Carta a Nature.Fuente: AIDS: Virus or Drug Induced? Duesberg (editor) 1996 Kluwer Academic Publishers, Holanda
137. Ho D, et al 1995 Rapid Turnover of Plasma Virions and CD4 Lymphocites in HIV-1 Infection Nature 373: 123-126; Wei X, et al 1995 Nature 373:117-122
138. Kary Mullis en HEAL Los Ángeles, Octubre 25 1995
139. Philpott P, Johnson C 1996 Viral Load of Crap Reappraising AIDS Vol 4: 10 p2
140. Johnson C Viral Load and the PCR Continuum Vol 4:4 Noviembre/ Diciembre 1996
141. Documento #320320 del CDC fax en respuesta a una pregunta hecha por Christine Johnson
142. Roche Amplicor PCR Diagnostics Panfleto de la prueba de monitoreo
143. Defer C, et al 1992 Multicenter Quality Control of PCR Detection of HIV DNA AIDS 6:659-663; Bush et al 1992, Journal of AIDS 5:872; Gerberding J 1994 Incidence and Prevalence of HIV, Hepatitis B, and CMV Among Health Care Personnel at Risk for Blood Exposure Journal of Infectious Disease 170:1410-1417; de Mendoza, et al 1998 False Positive for HIV Using Commercial Viral Load Quantification Assays AIDS 12:2076-2077; Rich J, et al 1999 Misdiagnosis of HIV Infection by HIV-1 Plasma Viral Load Testing: A Case Series, Anales de Medicina Interna 130:37-39
144. Schwartz D, et al 1997 Extensive Evaluation of Seronegative Participant in an HIV-1 Vaccine Trial as Result of False-Positive PCR, Lancet Vol 350 No 9073 p256
145. Rasnick D 1997 Kinetics Analysis of Consecutive HIV Proteolytic Cleavages of the Gag-Pol Polyprotein Journal of Biological Chemistry Marzo 7 p6348-6353
146. Piatak M, et al 1993 Science 259:1749-53
147. Roderer M 1998 Getting to the HAART of T Cel Dynamics Nature Medicine Vol 4:2 pl45-146; Levy J 1996 AIDS Surrogate Markers: Is There Truth in Numbers? JAMA Vol 276 pl6l-l62
148. Levy J 1996 AIDS Surrogate Markers:Is There Truth in Numbers? JAMA Vol 1-76 pl6l-l62
149. Philpott P, Johnson C 1996 Viral Load of Crap Reappraising AIDS Vol 4:10 p2
150. Papadopulos-Eleopulos E, et al 1988 Reappraisal of AIDS: is the Oxidation Induced by the Risk Factors the Primary Cause? Medical Hypothesis 25:151-162
151. Papadopulos-Eleopulos E, et al 1993 Is A Positive Western Blot Proof of HIV Infection? Bio/Technology 11:696-707; Papadopulos-Eleopulos E, et al 1996 The Isolation of HIV: Has it Really Been Achieved? Continuum Vol 4:3 Suplemento pl-24; Turner 1996 Do HIV Antibody Tests Prove HIV Infection? Continuum 1996 Vol 3:5 p8-1l; Papadopulos-Eleopulos E, Stewart G, et al 1997 HIV Antibodies: Further Questions and a Plea for Clarification Current Medical Research and Opinion 13:627-634
152. Philpott P 1997 The Isolation Question Reappraising AIDS Vol 5:6 Junio/Julio/Agosto
153. Gallo R 1984 Science 224:497~508; Piatak M 1993 Science 259:1749-1754; Piatak M 1993 Lancet 341:1099; Daar, et al 1991 New England Journal o Medicine 324(14):961-964; Clark, et al 1991 New England Journal of Medicine 324:954-960; Cooper et al 1992 Lancet 340:1257-1258

154. Nature Magazine Mayo 26 1994
155. Morning Report Los Angeles Times Mayo 16 1996 F-2
156. Project Inform carta al Dr. Bruce Adams, Presidente de la Academia Nacional de Ciencias, julio 31 1997. Los endosos son de los que habían firmado hasta el 20 de agosto 1997
157. Carta a Christine Maggiore de Ric Parish, Gerente de PLUS Programs, Mayo 30 1997
158. Anderson MK 1997 Sick of it All The Valley Advocate enero 15 1998
159. Farber C 1995 AIDS Inc.: Observations of an AIDS Dissident Provincetown Positive Número de Abril/mayo p14-18
160. Garrett I. The Virus at the End of the the World Esquire magazine Marzo 1999.
161. A & U America's AIDS Magazine, junio 1999 Número 56
162. Duesberg P 1987 Retroviruses as Carcinogens and Pathogens: Expectations and Reality Cancer Research 47:1199-1220
163. Entrevista con Christine Maggiore Agosto 25 1999
164. Eichenwald K, Koiata G Drug Trials Hide Conflicts for Doctors New York Times Mayo 16 1999
165. Smith M, Sticking Point: AIDS Vaccine Designed by Don Francis in Final Testing San Francisco Weeckly Julio 14 1999
166. CNN Website Massive Trial of AIDS Vaccine to Begin in Thailand Febrero 10 1999 8:27 pm EST
167. Dissecting Room Lancet Vol 353 Mayo 15 1999 pl719
168. McGinley L Price of Success, Powerful Treatments Create Growing Rift Among AIDS Groups Wall Street Journal Diciembre 20 1996
169. Drug Money Counter Punch magazine Julio 1 1998
170. Farber C 1995 AIDS Inc.: Observations of an AIDS Dissident Provincetown Positive Número de Abril/Mayo p 14-18
171. Centros Estadounidenses para el Control de Enfermedades HIV/AIDS Surveillance Report Ediciones de fin de año hasta 1998
172. WHO website http://hivinsite.ucsf.edu/social/un/2098.3ce6. html proporciones de los casos estimados de SIDA/reportes de SIDA en países africanos con la incidencia más elevada de casos de SIDA: Angola 22/1; Congo 13/1 Etiopía 55/1; Kenya 9/1; Madagascar 69/1; Mozambique 48/1; Nigeria 35/1; Sudáfrica 33/1 Uganda 37/1; Zimbawe 10/1. De todos los países africanos (con datos disponibles) combinados, la proporción de casos de SIDA estimados a casos reportados de SIDA es de 16/1
173. Campaña nacional de propaganda del SIDA de CDC, Octubre 1987: 38 comerciales para TV, 8 spots de radio, 6 anuncios impresos
174. Bennett A, Sharpe A Health Hazard: AIDS Fight Skewed by Federal Campaign Exaggerating Risks Wall Street Journal Mayo 1996 p1
175. Philpott P CDC Releases Data for 1995: What HIV/ AIDS Epidemic? Reappraising AIDS Vol 4:7 Julio 1996
176. Centros Estadounidenses para el Control de Enfermedades HIV/AIDS Surveillance Report Ediciones de fin de año de 1993 hasta 1998 con sólo una excepción: El SIDA en los adolescentes varones se elevó de 238 en 1994 a 245 in 1995
177. Laboratorio Central para el Control de Enfermedades, HealthCanadá, 1998 HIV and AIDS in Canada: Surveillance Report to December 31 1997 p 1
178. Anuncio de Hasta que Haya una Cura www.until.org
179. Entrevista con Patty Dwyer de Hasta que Haya una Cura. Septiembre 3, 1999 (800) 888-UNTIL
180. WHO website http://hivinsite.ucsf.edu/social/un/2098.3ce6.html Razones de los casos estimados de SIDA/reportes de SIDA, en países africanos con la incidencia más elevada de casos de SIDA: Angola 22/1; Congo 13/1 Etiopía 55/1; Kenya 9/1; Madagascar 69/1; Mozambique 48/1; Nigeria 35/1; Sudáfrica 33/1 Uganda 37/1; Zimbawe 10/1. De todos los países Africanos (con datos disponibles) combinados, la proporción de casos de SIDA estimados, a casos reportados de SIDA, es de 16/1
181. China Says HIV Cases Estimated at 400 000 Abril 1 1999 4:25 am EST Reuters, Bejing
182. Manual Merck 1899 Primera edición
183. Mendelsohn R 1984 How to Raise a Healthy Child In Spite of Your Doctor Ballentine Books, New York pl3-15
184. The American Association Encyclopedia of Medicine Random House, New York p359; Mendelsohn R 1979 Confessions of a Medic Heretic Contemporary Publishing Company, Chicago p28-29
185. The American Association Encyclopedia of Medicine 1989 Random House, New York p 977
186. Kono R 1975 The SMON Virus Theory Lancet ii:370-371 Shigematsu H, et al 1975 Epidemiologic Approach to SMON Japanese Journal of Medicine, Science and Biology, 28 Suplemento 23-33; Soda T 1980 Drug Induced Sufferings: Medical, Pharmaceutical and Legal Aspects Excerpta Medica: Amsterdam
187. Marshall B Why Doctors Aren't Curing Ulcers Fortune Magazine Junio 9 1997
188. Haney D Doctors Slow to Attack Bug Behind Ulcers Los Angeles Times (API) Febrero 11 1996
189. Marshall, B., Why Doctors Aren't Curing Ulcers Fortune Magazine Junio 9 1997
190. Reporte del NIAID y del NIH 1996 The Relationship Between HIV and AIDS p3
191. Giraldo R 1997 AIDS and Stressors Fundación Arte y Ciencia, Medellín; Root-Bernstein R 1993 Rethinking AIDS The Free Press, New York; Al Bayati A 199 Get All the Facts: HIV Does Not Cause AIDS Toxi- Health, Dixon, CA
192. Root-Bernstein R 1993 Rethinking AIDS The Free Press, New York p220-280; Brody S 1997 Sex at Risk Transaction Publishers, New Brunswick; Plumley P 1995 Condomania: Common Sense or Nonsense? Boletín HEAL, HEAL New York
193. Willner R 1994 Deadly Deception p30 Peltec Publishing; The Merck Manual 1992 Enfermedades Inmuno-deficientes p303 Tabla 19-1 Laboratorios de Investigación Merck, Rahway; Fauci A, et al 1998 Principles of Internal Medicine, Edition 14 McGraw Hill, New York
194. Chandra R 1983 Nutrition, Immunity and Infection Lancet i:688-69. Fuente: AIDS and Stressors; Merck Manual 1992 Enfermedades Inmunodeficientes p3l7 318, La inmunodeficiencia y la Desnutrition Laboratorios de Investigación Merck, Rahway; Chandra R 1975 Fetal Malnutrítion and Postnatal Immunocompetence American Journal of Dis Chil 125:450-455. Fuente: AIDS and Stressors
195. Merck Manual 1992 Enfermedades Inmunodeficientes en 1992 p304 Tabla l9-2 Agentes Inmunosupresores, Laboratorios de Investigación Merck, Rahway; Heyer A. 1983 Introduction to Nutrition Keats Publishing, New Canaan p2-12; Owen B 1995 You Don't Have to Die Sick Adrenal Exhaustion p43-46 Health Hope Publishing House, Cannon Beach
196. The American Medical Association Encyclopedia of Medicine 1989 Random House, New York p258
197. Niwa Y, Yokoyama M 1981 Effect of Glucocorticosteroid

Therapy on the Immune System of Patients with Nonimmunologicall Mediated Dermatose J Cli Lab Immunol 6(2):147-155; Parrillo J, Fauci A 197 Mechanisms of Corticosteroid Action in Lymphocyte Subpopulations of Effector Cells Mediating Celular Toxicity in Man Clin Exp Immunol 31:116-125; Fauci A. Dale D, Balow J 1976 Glucocorticosteroid Therapy: Mechanisms of Action and Clinical Considerations Anales de Medicina Interna 84:304-15; Leung F, Fam A, Osoba D 1981 Kaposi's Sarcoma Complicating Corticosteroid Therapy for Temporal Arteritis The American Journal of Medicine 71(2):320-322

198. Merck Manual 1992 Anti-Infective Drugs: Sulfonamides p46-48 Laboratorios Merck de Investigación, Rahway, Drugs, Facts and Comparisons 1999 Facts and Comparisons Publishing, St. Louis (800) 223-0554

199. Duesberg P 1996 Inventing the AIDS Virus Regnery Publishing, Washington DC p300

200. Merck Manual 1992 Anti-Infective Drugs: Sulfonamides p46-48 Laboratorios Merck de Investigación, Rahway; Drugs Facts and Comparisons 1999 Facts and Comparisons Publishing, St. Louis (800) 223-0554

201. Bull Mem Soc Med Hopitaux de Paris, 3rd Ser 1909, 28:958-996; Pharmacology Ther 1992 55: 201-207

202. Immune System Toxins Rachel's Environment and Health Weekly #536 Marzo 6 1997; Statement on Immune Toxins #544 Mayo 1 1997 Fundación de Investigación Ambiental, Annapolis

203. Hebert C, Brecher M, et al Fewer Blood Transfusions Save Lives New England Journal of Medicine Febrero 1999; United Press Internacional, Febrero 10 1999; Ward, et al 1989 The Natural History of Transfusion Associated Infection With HIV New England Journal of Medicine 321:947-952

204. Benson H 1997 The Nocebo Effect: History and Physiology Preventive Medicine 26:612-615; Binik Y 1985 Psychosocial Predictors of Sudden Death: A Review and Critique Social Science Medicine 20(7):667-80; Cecchi R 1984 Stress: Prodrome to Immune Deficiency Anales de la Academia de Ciencias de Nueva York 437:286-289; Cohen S 1988 Voodoo Death, the Stress Response, and AIDS Advanced Biochem Psychopharmacology 44:95-109 Golden K Voodoo in Africa and the United States Diciembre 1977 American Journal of Psychiatry 134 (12):1425-1427; Uno H, et al 1989 Hippocampal Damage Associated with Prolonged and Fatal Stress in Primates Journal of Neuroscience 9(5):1705-171l; Milton G Self-Willed Death or the Bone Pointing Syndrome junio 23 1973 Lancet 1:1435-1436

205. Guyton A, Hall J 1996 Textbook of Medical Physiology Sanders, New York p964-965

206. Cohan J Legally Speaking, Mason v Jacobs 4Front Magazine Abril 30 1997

207. Cannon W 1957 Voodoo Death Psychosomatic Medicine 19:182-190 (reimpreso del Antropólogo Americano 44:1942); Campinha-Bacote J 1992 Voodoo Illness Perspectives in Psychiatric Care 28(1):11-17

208. The American Medical Association Encyclopedia Of Medicine 1989 Random House, New York p798

209. Reuters News Service report, Mayo 14 1998 on Canadian Amiodarone Myocardial infarction Arrhythmia Trial (CAMIAT), Universidad de Toronto, Canada

210. Giraldo R 1997 AIDS and Stressors Fundación Arte y Ciencia, Medellín; Root-Bernstein R 1993 Rethinking AIDS The Free Press, New York; Al Bayati A 1999 Get All the Facts: HIV Does Not Cause AIDS Toxi-Health, Dixon, CA

211. Jagge, et al 1983 Anales de Medicina Interna 99:145-151

212. Osterloh J, et al 1984 Butyl Nitrite Transformation Invitro Anal Toxicology 8:164-169; Haverkos H, et al 1985 Disease Manifestation Among Homosexual Men with AIDS Sexually Transmitted Diseases 12:203-208; Root-Bernstein R 1990 Do We Know the Cause(s) of AIDS? Pesp Biol Med 33:480-500

213. Krieger L Kaposi's Sarcoma, AIDS Link Questioned, San Francisco Examiner Junio 5 1992 pA-l,A-17; Centros Estadounidenses para el Control de Enfermedades HIV/AIDS Surveillance Report Reporte de fin de año 1993-1998

214. Marmor, Lancet Mayo 15 1982 (100%); Jaffe, Annals of Internal Medicine 1983 (96%); Harverkos, STD Oct/Nov 1985 (97%); Kaslow, Journal of the American Medical Association 261:23 1989 (96%) Archibald, Epidemiology 3:203 (100%); Duesberg, Genetica, Febrero 1995 (93%)

215. Yardley J, et al 1980 Immunologic Status in Patients with Giardiasis, Gastroenterology 78:421-422; Jaffe, et al 1983 Anales de Medicina Interna 99:145-151.

216. Bozzette S, et al 1990 A Controlled Trial of Early Adjunctive Treatment with Corticosteroids for PCP Pneumonia in AIDS New England Journal of Medicine 323 (21):145-7; Traltner A, et al 993 The Appearance of Kaposi's Sarcoma During Corticosteroid Therapy Cancer 72 (5):1779-1783

217. Promedio de dos números al azar de la revistas Edge y Frontiers Gay Biweekly, después de restar anuncios de sexo confidencial por teléfono, y anuncios de teatros y cines

218. Merck Manual 1992 l6th edition p55, Laboratorios de Investigación Merck; Hoja de información de Glaxo-Wellcome anexada a la Zidovudina

219. Ascher M, et al 1993 Does Drug Use Cause AIDS? Nature 362:103-104; Schecter M, et al 1993 HIV-1 and the Aetiology of AIDS Lancet 341:658-659; Duesberg P 1993 Can Epidemiology Determine Whether Drugs or HIV Cause AIDS? AIDS Forshung 12:627-635

220. Brody, S 1997 Sex at Risk Transaction Publishers, New Brunswick; 80%: Potterat et al 1987 JAMA 256 p 12; 65%: Renzullo et al 1990 JAIDS 3, p266-27l; 83%-90%: Comité de Investigación del SIDA y Ciencias Sociales, Estadísticas y de Comportamiento 1989; 69%: Departamento de Salud Pública de Chicago, Journal of AIDS 1997; 99.4%: Depto. de Salud de la ciudad de Nueva York, American Journal of Epidemiology 137:2

221. Duesberg P, Rasnick D 1998 The AIDS Dilemma: Drug Diseases Based on a Passenger Virus, Genetica 104:pl09 Tabla 7

lc. Achard G, Bernard H, et al 1909 Action de la Morphine sur les Proprietes Leucocytaires; Leucodiagnostic du Morphinisme Bulletin et Memoires de la Société Medicale des Hopitaux de Paris 28, 3rd Series:958-966; Terry C, Pellens M 1928 The Opium Problem Oficina de la Higiene Social de New York; Briggs J, McKerron C, et al 1967 Severe Systemic Infection Complicating "Mainline" Heroin Addiction Lancet ii:1227-l231; Sapira J 1968 The Narcotic Addict as a Medical Patient Am J Med 45:555-558; Harris P, Garret R 1972 Susceptibility of Addicts to Infection and Neoplasia New Engl J Med 287:310; Geller S, Stimmel B 1973 Diagnostic Confusion from Limphatic Lesions in Heroin Addicts Ann Intern Med 78: 703-705; Pillari G, Narus J 1973 Physical Effects of Heroin Addiction Am J Nursing 73:2105-2l09; Brown S, Stimmel B, et al 1974 Immunologic Dysfunction in Heroin Addicts Arch Intern Med 134:1001-1006; Louria D 1974 Infectious Complications of Nonalcoholic Drug Abuse Annu Rev Med 25:219-23l; McDonough R, Madden J, et al 1980 Alteration of T and Null lymphocyte Frequencies in the

Peripheral Blood of Human Opiate Addicts: In Vivo Evidence of Opiate Receptor Sites on T Lymphocytes J Immunol 125:2539-2543; Gottlieb M, Schanker H, et al 1981 Pneumocystis Pneumonia Los Ángeles Reportes Semanales de Morbilidad y Mortandad 30:250-252; Marmor M, Friedman-Kien A, et al 1982 Risk Factors for Kaposi's Sarcoma in Homosexual Men Lancet i:1083-1087; Jaffe H, Choi K, et al 1983 National Case-Control Study of Kaposi's Sarcoma and Pneumocystis Carinii Pneumonia in Homosexual Men: Part 1, Epidemiological Results Ann Intern Med 99:145-151; Tubaro E, Borelli G, et al1983 Effect of Morphine on Resistance to Infection J Infect Dis 148:656-666; Layon J, Idris A, et al 1984 Altered T Lymphocyte Subsets in Hospitalized Intravenous Drug Abusers Arch Intern Med 144:1376-1380; Newell G, Manscil P, et al l985a Volatile Nitrites: Use and Adverse Effects Related to the Current Epidemicof Acquired Immune Deficiency Syndrome Am J Med 78:811-816; Newell G, Mansell P, et al 1985b Risk Factor Analysis Among Men Referred for Possible Acquired Immune Deficiency Syndrome Preventive Med 14:81-91; Culver K, Ammann A, et al 1987 Lymphocyte Abnormalities in Infants Born to Drug Abusing Mothers J Pediatr 111:230-235; Donahoe R, Bueso-Ramos C, et al 1987 Mechanistic Implications of the Findings that opiates and Other Drugs of Abuse Moderate T-cell Surface Receptors and Antigenic Markers Ann N.Y, Acad Sci 496:111-721; Oficina de Estadísticas y Justicia 1988 Special Report Drug Law Violators, 1980-1986 Departamento de Justicia de los Estados Unidos, Washington D.C.; Haverkos H, Dougherty J (eds) 1988b Health Hazards of Nitrite Inhalants Departamento de Salud y Servicios Humanos de los Estados Unidos en Washington, D.C.; Selwyn P, Feingold A, et al 1988 Increased Risk of Bacterial Pneumonia in HIV-Infected Intravenous Drug Users without AIDS AIDS 2:267-272; Novick O, Ochshorn M, et al 1989 Natural Killer Cell Activity and Lymphocyte Subsets in Parenteral Heroin Abusers and Long-Term Methadone Maintenance Patients The Journal of Pharmacology and Experimental Therapeutics 250:606-610; Mientjes G, Miedema F, et al 1991 Inyectarse Frecuentemente Perjudica la Reactividad de los Linfocitos en los Consumidores de Droga VIH-Positivos y VIH-Negativos AIDS 5:35-41; Pillai R, Nair B, et al 1991 AIDS, Drugs of Abuse and the Immune System: A Complex Immunotoxicological Network Arch Toxicol 65:609-617; Larrat P, Zierler S 1993 Entangled Epidemics: Cocaine Use and HIV Disease J Psychoactive Drugs 25:207-221; Mientjes G, van Ameijden E, et al 1993 Clinical Symptoms Associated with Seroconversion for HIV-1 among Misusers of Intravenous Drugs: Comparison with Homosexual Seroconverters and Infected and Noninfected Intravenous Drug Misusers Br. Med. J 306:371-373; Sadownick D 1994 Kneeling at the Crystal Cathedral Genre diciembre/enero 1994 p40-45,86-90; Ratajczak H, Thomas P, et al 1995 Local Versus Systemic Immunotoxicity Isobutyl Nitrite Following Subchronic Inhalation Exposure of Female B6C3F1 Mice Fundamental and Applied Technology 27:177-184; Brettle R 1996 Clinical Features of Drug Use and Drug Use Related to HIV Int J STD & AIDS 7:151-165

2c. Jaffe H, Choi K, et al 1983 National Case-Control Study of Kaposi's Sarcoma and Pneumcystis Carinii Pneumonia in Homosexual Men: Part I, Epidemiological Results Ann Intern Med 99:145-151; Newell G, Adams S, et al 1984 Toxicity, Immunosuppressive Effects and Carcinogenic Potential of Volatile Nitrites: Possible Relationship to Kaposi's Sarcoma Pharmacotherapy 4:284-291; Haverkos H, Pinsky P, et al 1985 Disease Manifestation Among Homosexual Men with Acquired Immunodeficiency Syndrome: A Possible Role of Nitrites in Kaposi's Sarcoma J Sex trans Dis 12:203-208; Haverkos H, Kaposi's Sarcoma and Nitrite Inhalants En: los Aspectos Psicológicos, Neuropsiquiátricos y Abuso de Sustancias en el SIDA por Bridge T, Heather H, Johnson M (eds) Raven Press, New York p165-172; Haverkos H, Dougherty J 1988a Health Hazards of Nitrite Inhalants Am J Med 84:479-482; Archer C, Spittle M, et al 1989 Kaposi's Sarcoma in a Homosexual-10 Years On Clin Exper Dermatol 14:233-236; Friedman-Kien A, Saltzman B, et al 1990 Kaposi's Sarcoma in HIV-Negative Homosexual Men Lancet 335:168-169; Marquart K, Engst R, et al 1991 An 8-Year History of Kaposi's Sarcoma in an HIV-Negative Bisexual Man AIDS 5:346-348; Safai B, Peralta H, et al 1991 Kaposi's Sarcoma among HIV-Negative High Risk Poputations VII Conferencia Internacional sobre el SIDA, Florencia, Italia

3c. Pillari G, Narus J 1973 Physical Effects of Heroin Addiction Am J Nursing 73:2105-2109; Stoneburner R, Des Jarlais D, et al 1988 A Larger Spectrum of Severe HIV-1-Related Disease in Intravenous Drug Users in New York City Science 242:916-919; Rogers M, Ou C, et al 1989 Use of the Polymerase Chain Reaction for Early Detection of the Proviral Sequences of Human Immunodeficiency Virus in Infants Born to Seropositive Mothers N Engl J Med 320: 1649-1654

4c. Gottlieb M, Schanker H, et al 1981 Pneumocystis Pneumonia-Los Angeles Reportes Semanales de Morbilidad y Mortandad 30:250-252; Jaffe H, Choi K, et al 1983 National Case-Control Study of Kaposi's Sarcoma and Pneumocystis Carinii Pneumonia in Homosexual Men: Part I, Epidemiological Results Ann Intern Med 99:145-15l; Mathur-Wagh U, Enlow R, et al 1984 Longitudinal Study of Persistent Generalized Linphadenopathy in Homosexual Men: Relation to Acquired Inmunodeficiency Syndrome Lancet i: 1033-1038; Mathur-Wagh U Mildvan D, et al 1985 Follow-Up of 4 1/2 Years on Homosexual Men with Generalized Lymphadenopaty N Engl J Med 313:1542-1543; Selwyn P, Feingold A, et al 1988 Increased Risk of Bacterial Pneumonia in HIV-Infected Intravenous Drug Users without AIDS AIDS 2:267-272; Stoneburner R, Des Jarlais D, et al 1988 A Larger Spectrum of Severe HIV-1-Related Disease in Intravenous Drug Users in New York City Science 242:916-919; Ettinger N, Albin R 1989 A Review of the Respiratory effects of Smoking Cocaine Am J Med 87:664-668; Mientjes G, van Ameijden E, et al 1993 Clinical Symptoms Associated with Seroconversion for HIV-1 among Misusers of Intravenous Drugs Comparison with Homosexual Seroconverters and Infected and Non-Infected Intravenous Drug Misusers Br. Med. J, 306:371-373; Hayes T, Altman R, et al 1994 HIV-Related Deaths from Selected Infectious Diseases among Persons without AIDS in New Jersey Journal of Acquired Immune Deficiency Syndrome 7:1074-1078; Brettle R 1996 Clinical Features of Drug Use and Drug Use Related to HIV Int J STD & AIDS 7:151-165

5c Geller S, Stimmel B 1973 Diagnostic Confusion from Lymphatic Lesions in Heroin Addicts Ann Intern Med 78:703-705; Pillari G, Narus, J 1973 Physical Effects of Heroin Adiction Am J Nursing 73:2105-2109; Espinoza P, Bouchard I, et al 1987 High Prevalence of Infection by Hepatitis B Virus and HIV in Incarcerated French Drug Addicts Clínica de Gastroenterología y Biología 11:288-292; Des Jarlais D, Friedman S, et al 1988 Risk Reduction of the Acquired Immune Deficiency Syndrome among Intravenous Drug Users In: AIDS and IV Drug Abusers: Current Perspective by Galea R, Lewis B, Baker L, (eds) National Health Publishing, Owings Mills, MD p97-109; Brettle R 1996 Clinical Features of Drug Use Related to HIV Int J STD & AIDS 7:151-165

6c. Firooznia H, Seliger G, et al 1973 Disseminate Extrapulmonary Tuberculosis in Association with Heroin Addiction Radiology 109:291-296; Courtwright 1982 Dark Paradise: Opiate Addiction in America Before 1940 Harvard University Press, Cambridge MA; Layon J, Idris A, et al 1984 Altered T Lymphocyte Subsets in Hospitalized Intravenous Drug Abusers Arch Intern Med 144:1376-1380; Stoneburner R, Des Jarlais D, et al 1988 A Larger Spectrum of Severe HIV-Related Disease in Intravenous Drug Users in New York City Science 242:916-919; Braun M, Truman B, et al 1989 Increasing Incidence of Tuberculosis in a Prison Inmate Population, Associated with HIV Infection J Am Med Assoc 261:393-397; Brudney K, Dobkin J 1991 Resurgent Tuberculosis in New York City Am Rev Respir Dis 144:744-749; Hayes T, Altman R, et al 1994 HIV-Related Deaths from Selected Infectious Diseases among Persons without AIDS in New Jersey Journal of Acquired Immune Deficiency Syndromes 7:1074-1078

7c. Pillari G, Narus J 1973 Physical Effects of Heroin Addiction Am J Nursing 73:2105-2109; Des Jarlais D, Friedman S, et al l988 Risk Reduction of the Acquired Immune Deficiency Syndrome among Intravenous Drug Users In: AIDS and IV Drug Abusers: Current Perspectives by Galea R, Lewis B, Baker L (eds) National Health Publishing, Owings Mills, MD p97-109; Brettle R 1996 Clinical Features of Drug Use and Drug use Related to HIV Int J STD & AIDS 7: 151-165; Bergling T 1997 All Methed Up: Doing Crystal Meth Will Lift You Up Until You Break Genre 53:Octubre p45-47,88; McEvoy A, Kitchen N, et al 1998 Intracerebral Haemorrhage Caused by Drug Abuse Lancet 351:1029

8c. Stoneburner R, Des Jarlais D, et al 1988 A Larger Spectrum of Severe HIV-1-Related Disease in Intravenous Drug Users in New York City Science 242:916-919; Koch T julio 30 1990 Uninfected Children of HIV-Infected Mothers May Still Suffer Nervous Problems CDC AIDS Weekly p9; Aylward E, Butz A, et al 1992 Cognitive and Motor Development in Infants at Risk for Human Immunodeficiency Virus Am J Dis Child 146:218-222; Larrat P, Zierler S 1993 Entangled Epidemics: Cocaine Use and HIV Disease J Psychoactive Drugs 25:207-221; Hayes T, Altman R, et al 1994 HIV-Related Death from Selected Infectious Diseases among Persons without AIDS in New Jersey Journal of Acquired Immune Deficiency Syndromes 7:1074-1078; Brettle R 1996 Clinical Features of Drug Use and Drug Use Related to HIV Int J STD & AIDS 7:151-165; McEvoy A, Kitchen N, et al 1998 Intracerebral Haemorrhage Caused by Drug Abuse Lancet 351:1029

9c, Des Jarlais D, Friedman S, et al 1988 Risk Reduction of the Acquired Immune Deficiency Syndrome among Intravenous Drug Users In: AIDS and IV Drug Abusers: Current Perspectives by Galea R, Lewis B, Baker L (eds) National Health Publishing, Owings MilLs, MD p97-109; Muñoz A, Vlahov D,et al 1992 Prognostic Indicators for Development of AIDS among Intravenous Drug Users J Acquir Immune Defic Syndr 5:694-700; Brettle R 1996 Clinical Features of Drug Use and Drug Use Related to HIV Int J STD & AIDS 7:151-165

10c. Des Jarlais D, Friedman S, et al 1988 Risk Reduction of the Acquired Immune Deficiency Syndrome among Intravenous Drug Users In: AIDS and IV Drug Abusers: Current Perspectives by Galea R, Lewis B, Baker L (eds) National Health Publishing, Owings Mills, MD p97-109; Ettinger N, Albin R 1989 A Review of the Respiratory Effects of Smoking Cocaine Am J Med 87:664-668; Brettle R 1996 Clinical Features of Drug Use and Drug Use Related to HIV Int J STD & AIDS 7:151-165

1lc. Savona S, Nardi M, et al 1985 Thrombocytopenic Purpura in Narcotics Addicts Ann Intern Med 102:737-741

l2c. Fricker H, Segal S 1978 Narcotic Addiction, Pregnancy, and the Newborn Am J Dis Child 132:360-366 Lifschitz M, Wilson G, et al 1983 Fetal and Postnatal growth of Children Born to Narcotic-Dependent Women J Pediatr 102:686-691; Alroomi L, Davidson J, et al 1988 Maternal Narcotic Abuse and the Newborn Arch Dis Child 63:81-83; Rogers M, Ou C, et al 1989 Use of the Polymerase Chain Reaction for Early Detection of the Proviral Sequences of Human Immunodeficiency Virus in Infants Born to Seropositive Mothers N Engl J Med 320:1649-1654; Toufexis A Mayo 13 1991 Innocent Victims Time p56-60; Finnegan L, Mellot J, et al 1992 Perinatal Exposure to Cocaine: Human Studies En: Cocaína: Farmacología, Fisiología y Estrategias Clínicas by Lakoski J, Galloway M, White F (eds) CRC Press, Boca Raton, FL p391-409; Larrat P, Zierler S 1993 Entangled Epidemics: Cocaine Use and HIV Disease J Psychoactive Drugs 25:207-221

l3c. Des Jarlais D, Friedman S, et al 1988 Risk Reduction of the Acquired Immune Deficiency Syndrome among Intravenous Drug Users En: Consumidores de drogas con SIDA y VI: Perspectivas Actuales por Galea R, Lewis B, Baker L (eds) National Health Publishing, Owings Mills, MD p97-109; Brettle R 1996 Clinical Features of Drug Use and Drug Use Related to HIV Int J STD & AIDS 7:151-165

l4c. Larrat P, Zierler S 1993 Entangled Epidemics; Cocaine Use and HIV Disease J Psychoactive Drugs 25:207-22l; Brettle R 1996 Clinical Features of Drug Use and Drug Use Related to HIV Int J STD & AIDS 7:151-165

l5c. Wilson J, Kalasinsky K, et al 1996 Striatal Dopamine Nerve Terminal Markers in Human, Chronic Methamphetamine Users Nature Medicine 2:699-703

l6c. Pillari G, Narus J 1973 Physical Effects of Heroin Addiction Am J Nursing 73:2105-2109

l7c. Pillari G, Narus J 1973 Physical Effects of Heroin Addiction Am J Nursing 73:2105-2109; Brettle R 1996 Clinical Features of Drug Use and Drug Use Related to HIV Int J STD & AIDS 7:151-165

18c. Dismukes W, Karchmer A, et al 1968 Viral Hepatitis Associated with Illicit Parenteral Use of Drugs J Am Med Assoc 206:1048-1052; Pillari G, Narus J 1973 Physical Effects of Heroin Addiction Am J Nursing 73:2105-2109; Layon J, Idris A, et al 1984 Altered T Lymphocyte Subsets in Hospitalized Intravenous Drug Abusers Arch Itern Med 144:1376-1380

l9c. Brettle R 1996 Clinical Features of Drug Use and Drug Use Related to HIV Int J STD & AIDS 7:151-165

20c. Layon J, Idris A, et al 1984 Altered T Lymphocyte Subsets in Hospitalized Intravenous Drug Abusers Arch, Intern Med 144:1376-1380; Stoneburner R, Des, Jarlais D, et al 1988 A Larger Spectrum of Severe HIV-1-Related Disease in Intravenous Drug Users in New York City Science 242:916-919; Mientjes G, van Ameijden E, et al 1993 Clinical Symptoms Associated with Seroconversion for HIV-1 among Misusers Intravenous Drugs: Comparison with Homosexual Seroconverters and Infected and Non-Infected Intravenous Drug Misusers Br. Med. J. 306:371-373; Brettle R 1996 Clinical Features of Drug Use and Drug Use Related to HIV Int J STD & AIDS 7:151-165

222. Indiana Hemophilia Foundation. Fuente: Duesberg P 1996 Inventing The AIDS Virus Regnery Publishing Washington DC p287-288
223. Blood Transfusions: Fewer Blood Transfusions Save Lives United Press International Febrero 10 1999 Hebert P, et al New England Journal of Medicine Febrero 11 1999
224. Brody, S 1997 Sex at Risk Transaction Publishers, New Brunswick; 80%: Potterat et al 1987 JAMA 256 p 12; 65%: Renzullo, et al 1990 JAIDS 3, p266 271; 83%-90%: Comité en la Investigación del SIDA y las Ciencias Sociales, Estadísticas y de Comportamiento 1989; 69%: Departamento de Salud Pública de Chicago, Journal of AIDS 1997; 99.4%: Departamento de Salud de la ciudad de Nueva York, American Journal of Epidemiology 137:2
225. Fumento M Washington Times junio 8 1999
226. Centros Estadounidenses para el Control de Enfermedades 1999 HIV/AIDS Surveillance Report Fin de año 1998 pl4 Tabla 5
227. Altman L. Outside of US and Europe HIV Transmission is Through Heterosexual Contact New York Times Noviembre 2 1993
228. Biggar R, et al 1985 ELISA HTLV Retrovirus Antibody Reactivity Associated With Malaria Lancet ii 520-543; Charmot G, Simon F 1990 HIV Infection and Malaria Revue Du Practien 40:2124; Bush, et al Journal of AIDS 5:872 1992; Kashala O, et al 1994 Infection with HIV-1 and Human T Cell Lymhotropic Viruses Among Leprosy Patients and Contacts Journal of Infectious Diseases 169:292-304
229. Piatak M, et al 1993 Science 259:1749-53
230. Tasas anuales de conversión de la Organización Mundial de la Salud (WHO) Fuente: Willner R Deadly Deception Peltec Publishing p39-41
231. Benthen B, et al Insights from the Tricontinental Seroconverter Study AIDS junio 18 1998 12:1039-1045; New England Journal of Medicine 1995 332:209; Journal of Infectious Diseases 1996 173:60
232. Buchbinder S, et al 1994 Long Term HIV 1 Infection Without Immunologic Progression AIDS 8:1123; Pantaleo G, et al 1995 Studies in Subjects with Long Term Non-Progressive HIV Infection New England Journal of Medicine 332(4):209-216; Muñoz A, et al 1995 Long-Term Survivorsof HIV-1 Infection Journal of AIDS and Human Retrovirology Abril 15 8(5):496-505
233. Journal InterAM Medical Health Association 1992 1:1-8
234. Callen M Surviving AIDS Harper-Collins Publishing; Root-Bernstein R Rethinking AIDS The Free Press New York p361-363; Time Magazine Marzo 22 1993; Gregory S, Leonardo B 1992 They Conquered AIDS: True Life Adventures; MacIntyre R, Mortal Men: Living with Asymptomatic HIV University Press Ruigers; Chaitow L, Strohecker J 1997 You Don't Have to Die: Unraveling the AIDS Myth Future Medicine Publishing
235. Genética 1996 AIDS: Virus or Drug Induced? P 3-22; Ostrom N The T4 Myth New York Native May 2 1994
236. Bird A 1996 Non-HIV AIDS Journal of Antimicrobial Chemotherapy 37(B): 171-183; Haynes S California State Department of Health Services AIDS Study. Fuente: Farber C SPIN magazine Mayo 1994
237. Mosley J Transfusion Safety Study Group Report presentado en la Conferencia Internacional de SIDA de 1993. Fuente: Farber SPIN magazine Mayo 1994
238. Fleming T, De Mets D Surrogate End Points in Clinical Trials: Are We Being Misled? Anales de Medicina Interna Octubre 1 1996 125:605-613
239. Carney W, Rubin R, et al Analysis T Lymphocyte Subsets in CMV Mononucleosis Junio 1981 Journal of Immunology; Feeney C, Bryznian S, et al octubre 1995 T-Lymphocyte Subsets in Acute Illness Critical Care Medicine 23 (10):1680-1685
240. Centros Estadounidenses para el Control de Enfermedades, 1998 Guidelines for the Use of Antiretroviral Agents in HIV-Infected Adults and Adolescents
241. Fuente de toda la sección: The American Association of Oriental Medicine Understanding Oriental Medicine, Acupuncture and Herbology Catasauqua, PA; Cassileth B PhD The Alternative Medicine Handbook WW Norton & Co, New York; The Complete Guide to Alternative And Conventional Treatments Time Life Books, Alexandria; Mortimore D The Complete Illustrated Guide to Nutritional Healing, Element Press, Boston; New Choices in Natural Healing, Rodale Press Inc., Emmaus; Tips J PhD Your Liver.. Your Lifeline: Detoxification and Rejuvenation for the Whole Body Apple-A-Day Press, Austin; Jensen B PhD DC Tissue Cleansing Through Bowel Management Bernard Jensen International, Escondido
242. POZ Magazine julio 1992
243. Schwartz D, et al 1997 Extensive Evaluation of a Seronegative Participant in an HIV-1 Vaccine Trial as a Result of False-Positive PCR, Lancet Vol 350 No 9073 p256
244. Wall Street Journal Mayo 1 1996
245. American Heritage Dictionary Second College Edition Houghton Mitflin Company, Boston p492
246. Filme documental VIH=SIDA: Realidad o Fraude Starvision Productions Denver CO 1997; CNN Website Massive Trial of AIDS Vaccine to Begin in Thailand Febrero 10 1999 8:27 pm EST
247. Altman I. Inherited Factor May Play Role in Risk of AIDS New York Times Mayo l 1997

Apéndice: La otra faceta del SIDA

Normalmente se cree que las personas que resultan VIH positivas están infectadas de un virus incurable, y que sin dosis diarias de múltiples medicinas, el virus se reproducirá desenfrenadamente y provocará una serie de enfermedades e infecciones, cuyo resultado inevitable será la muerte.

Como la investigación del SIDA ha reemplazado la esperanza de una cura con la meta de crear tratamientos contra el VIH más poderosos, las organizaciones del SIDA han dirigido sus esfuerzos a promocionar y surtir medicamentos, mientras que los funcionarios de salud pública quieren que se apruebe un examen más difundido, e incluso obligatorio, para identificar a aquellos que necesitan tratamiento.

Tratamiento=Vida, el grito de batalla más nuevo en la guerra contra el SIDA, es considerado por la mayoría como una verdad absoluta, una regla sin excepción. Mientras que los medios de comunicación sólo mencionan ocasionalmente a un VIH positivo que vive sin fármacos, esas personas se consideran como pocas en número, y por lo general se les describe como dueños misteriosos de una suerte pasajera.

Esta visión tan estrecha del SIDA deja al público en general sin conciencia del hecho de que existen miles de hombres, mujeres y niños en todo el mundo, que permanecen naturalmente saludables durante muchos años después de haber resultado VIH positivos. De todas las preguntas sin respuesta sobre el SIDA, a lo mejor la que más se impone es: ¿Por qué se ignora a las personas saludables, cuyas vidas desafían el paradigma de VIH=SIDA=Muerte? Las siguientes son sólo unas cuantas voces que necesitan escucharse, si alguna vez vamos a comprender y a resolver el SIDA.*

> "Resulté positivo al VIH el fin de semana del día en Memoria de los Caídos en 1986. Creo que fui infectado dos años antes, así que he "vivido con el VIH" por lo menos durante 15 años. Hace cuatro años, durante el noveno año de mi sentencia de muerte, finalmente

* Obtener la información de cada una de las personas que ha brindado su testimonio, su nombre completo, dirección y número de teléfono, es posible para individuos u organizaciones, si lo solicitan.

me permití reconocer un hecho innegable de mi propia vida. Sin ninguna intervención médica, ni medicamentos 'antirretrovirales', yo no estaba ni a) enfermo ni b) muerto.

Mi camino me ha llevado desde la firme creencia de que el VIH era la causa del SIDA, a creer que el sistema inmunitario puede reforzarse con alternativas no tóxicas en lugar de los antirretrovirales; a cuestionarme si el VIH causa el SIDA. Este cambio en mi pensamiento sobre el VIH/SIDA, es resultado directo de mi propia experiencia personal. Comprendo que la idea de que el VIH pudiera no causar el SIDA es perturbadora para muchos. No estoy haciendo la pregunta sólo por ser provocador. La posibilidad de que un error fatal se haya cometido, me perturba.

Lo que es realmente irónico es que mi historia es una historia positiva, aunque me siento casi avergonzado de admitirlo. ¿Se trata del último tabú: poner a discusión mi no-muerte de SIDA? Pero no puedo resistirme; tengo que decirlo. Estos últimos cuatro años, una vez que aprendí a vencer el miedo, han sido los años más positivos, los más llenos de reafirmaciones en mi vida.

Como dicen en Vivos y Bien (Alive & Well): 'Relájese, sólo es información.' Existe otra faceta de la historia del VIH/SIDA. Pienso que a todos los que tengan VIH o SIDA se les debe permitir escucharla y poder así tomar una decisión informada. Un poco de libertad de expresión, de debate abierto y de discurso civil nunca le hicieron daño a nadie. A todos los incrédulos, les aconsejo que respiren hondo, abran su mente, y lean."

David Fink, San Francisco, CA

"En 1985, a la edad de 25 años, después de oír tanto sobre 'la epidemia del SIDA', decidí hacerme la prueba. Resulté positivo. Busqué una segunda opinión y de nuevo el resultado fue positivo. Como había escuchado y había leído que el virus podía estar inactivo durante mucho tiempo, opté por comer bien, hacer ejercicio, tomar vitaminas de alta calidad y limitar 'el sexo con riesgo.' Sin embargo, sentía que algo no cuadraba con el asunto del SIDA, y casi de inmediato elegí no aceptar el virus como un detrimento a mi salud.

En todos estos años he vivido mi vida casi como si el SIDA no existiera, pero he reunido información de varias fuentes. Muy rara vez tomo medicamentos recetados, y nunca me inyecto contra la gripe. Muy rara vez visito a un médico general, sin embargo, consulto a un homeópata para esas pequeñas cosas que surgen de vez en cuando. He tenido herpes tres veces debido al estrés que tengo por mi trabajo, pero me he recuperado rápidamente. Ni siquiera tomo aspirinas, ya que casi nunca me duele la cabeza. Hasta ahora, nunca he sido hospitalizado, y no he tomado ninguno de los medicamentos que se supone controlan o erradican el VIH."

Cirilo Juárez, Los Ángeles, CA

"Cuando resulté positiva en 1988, se me dijo que sólo me quedaban tres años de vida. Doce años después, me siento bien. Nunca he tomado fármacos para el SIDA, aun cuando me los sugirieron, e incluso me presionaron a tomarlos.

Durante todos estos años, mi estado de VIH ha sido un secreto. Lo he guardado para mí. Sólo lo he revelado a las personas que han necesitado saberlo, y eso siempre ha significado el infierno para mí. El VIH rompió mi vida y mis relaciones a muchos niveles. Cuando descubrí que había información sobre el VIH y el SIDA que no me habían dicho, eso cambió mi vida. Ahora soy más abierta, ayudo a otras personas a educarse sobre sus opciones.

En 1996 me casé, ¡cinco años después de que debía estar muerta! Me encuentro muy viva y saludable, y desearía que me escucharan a mí y a otros como yo, para variar. El miedo y el aislamiento son lo que en realidad mata a las personas que resultan VIH positivas. Creo firmemente que la hipótesis del VIH=SIDA es una violación a nuestro derecho a la vida y a la libertad, y esa ignorancia es la verdadera epidemia."

Michele M., Monterey, CA

"He conocido a más de 200 personas que han muerto del llamado SIDA. Cada uno de ellos abusó lo suficiente de los medicamentos o cayó en el terrorismo médico, como para explicar su inmunosupresión. Cuando se me dijo el 7 de enero de 1988 que era VIH positivo y que contaba aproximadamente con dos años de vida, fue una impresión tremenda para mí, ya que no tenía una historia de lo que se consideraba comportamiento de alto riesgo.

Lo que me causó más conmoción que haber resultado positivo, fue saber que nadie estaba interesado en investigar alguna cura natural. En resumidas cuentas, todo se reduce a que si no era de fármacos, no querían oír hablar de ello. Para 1992, había aprendido lo suficiente como para convencerme de que el SIDA era el error médico más grande de todos los tiempos.

Al escribir esto, han pasado once años desde que me hice la prueba por primera vez. Nunca se me ha presentado ninguna enfermedad definitoria del SIDA. De hecho, no me ha dado ni un catarro en 19 años. Me transporto en bicicleta todo el tiempo. No tomo medicamentos, no me someto a tratamientos médicos, no tomo vitaminas o suplementos herbales, sólo consumo buena comida y realizo diez minutos diarios de ejercicio para el sistema inmunitario.

Si hubiera escuchado a los médicos en 1988, no estaría aquí el día de hoy. Estoy ahora en mis cincuenta y tantos, y tengo el mejor cuerpo que he tenido nunca. Mis amigos tienen cerca de la mitad de mi edad. El VIH me ha costado mucho. Perdí mis ingresos, mis ahorros y a muchos amigos. Le doy gracias a Dios de que fui lo suficientemente inteligente como para "decir no" a los médicos, así que no dañé mi salud. Si acaso, como resultado de lo que he aprendido, estoy más saludable hoy de lo que he estado alguna vez."

Ed Lieb, New York, NY

"Me hice una prueba de VIH en mayo de 1990. Se me recomendó hacerla porque estaba embarazada. Como provengo de un pueblo pequeño, he tenido sólo relaciones largas y permanezco en contacto con mis antiguos novios, ni siquiera consideré la posibilidad de resultar cualquier cosa que no fuera VIH negativa. Conozco a todos mis ex novios, y todos están bien. Sin embargo, la prueba resultó no concluyente.

Volví a practicarme la prueba, y esta vez resultó positiva. Se me dijo que el cambio de no concluyente a positivo significaba que tenía una nueva infección. Aunque eso no tenía sentido, dadas las circunstancias de mi vida, lo creí.

El resultado positivo me dejó con una conmoción total. Creí todo lo que me dijeron en ese momento, incluso que me enfermaría y moriría en cinco años. Ya que mis células T estaban altas, no se me dijo que tomara medicinas. Si hubieran estado bajas, o si me hubieran presionado como lo hacen con las personas hoy en día, creo que estaría muerta ahora.

Se me dijo que tendría que decidir qué hacer con mi bebé. La información que me dieron me dejó sin muchas opciones. Me dijeron que había dos posibilidades: Podía vivir lo suficiente como para ver morir a mi bebé de SIDA, o podía dejar a mi bebé sin madre cuando yo muriera de SIDA, con la seguridad de que él pronto moriría. ¿Cómo podía pensar siquiera en tener un hijo en esas circunstancias? Como creí en la sentencia de muerte que me habían dado, accedí a practicarme un aborto en el segundo trimestre del embarazo. Fue una experiencia terrible, y esa decisión me persigue desde entonces. Con todo lo que sé ahora, siento que a mi bebé lo mató la mala información que recibí.

Unos dos años después, encontré a un hombre y tuvimos una relación de cuatro años. Él estaba absolutamente seguro de que el VIH no causaba el SIDA. Había investigado mucho sobre el tema, y decidió que ser VIH positivo no significaba nada. Usted se imaginará que yo estaba feliz en mi relación con ese hombre que opinaba que yo estaría bien. Sin embargo, me sentía miserable. Me preocupaba por él constantemente. Me sentía frustrada porque pensaba que no tomaba en serio mi enfermedad. También estaba enojada y amargada por tener que morir de SIDA. En ese entonces, de acuerdo con los doctores, me encontraba en mi último año de vida. Yo todavía les creí, aunque no estaba enferma. Terminé separándome de él debido a mi amargura, a mi tristeza y a mi enojo. Estaba totalmente convencida de que iba a morir.

En 1996, encontré las Alternativas de Vivos y Bien (Alive & Well), y finalmente leí la información. Esto me ha brindado los hechos y la fuerza para comprender que no estoy muriendo, y ha cambiado mi mundo totalmente. Nunca he tomado medicinas para el SIDA, y no lo haría en vista de lo que sé ahora. Todavía siento pena por ese bebé que no tuve, pero me siento feliz de estar viva y de saber que puedo permanecer saludable."

Iola Marin, Los Ángeles, CA

"Resulté positiva en 1989 y he vivido con bienestar y sin medicamentos durante diez años, algo que todavía asombra a los demás, aunque siempre me he sentido bien. Después de ver a mis amigos enfermar y morir debido a que se han sometido a terapias de fármacos para el SIDA, decidí que las medicinas para el VIH son un veneno, y que no puedes envenenarte para recobrar la salud. Aprendí a no hacer nada 'por el VIH'. En cambio, me concentro en estar saludable."

Kim Freitas, Los Ángeles, CA

"En 1989, mi marido Philip fue diagnosticado VIH positivo al hacerse un análisis para un seguro de vida. Inmediatamente acudimos con un especialista que le dio seis meses de vida. Para aumentar nuestra pesadilla, yo también resulté positiva. No podíamos creer que dos seres como nosotros, personas buenas que venían de buenas familias, estuvieran enfrentándose al SIDA tan de cerca.

Fuimos con un médico internacionalmente reconocido que estaba a la vanguardia de la investigación sobre el SIDA, y confirmó el pronóstico de Philip. Aunque estábamos asustados y preocupados, nos sentíamos afortunados de estar al cuidado de un líder respetable que estaba al día con respecto al SIDA. Este doctor le dio a Philip medicinas experimentales de seis meses a un año antes de que éstas estuvieran disponibles para el público. Por lo menos diez veces, el doctor me dijo que Philip no sobreviviría a la infección que padecía. Diez veces sentí el miedo, el dolor y el pánico de perder a mi esposo. Seis años después de que le dijeron que sólo tenía seis meses de vida, Philip murió en mis brazos. Sé que los cinco años que añadió a su vida, fueron producto de su profunda fe, su pasión por la vida y su amor por mí.

Yo había resultado positiva y estuve sana durante siete años, cuando el doctor decidió, debido a una caída en el conteo de mis células T, que era el momento de empezar con las medicinas. Hasta entonces, yo nunca había cuestionado a mi doctor, a los medicamentos o a la idea de que el VIH causaba el SIDA. Viví con el miedo de enfermar, aunque nunca estuve enferma durante todos esos siete años. Una vez que me dijeron que era mi turno de tomar los fármacos, comprendí que tenía que tomar la decisión más importante de mi vida.

Mi doctor no me dio ningún dato, ni me explicó nada sobre los tratamientos con medicamentos, sólo me dio órdenes cargadas de emoción y miedo. Yo había visto lo que las medicinas le habían hecho a mi marido, y estaba aterrorizada. En mi desesperación, llamé a Christine Maggiore. Ella y yo nos habíamos conocido en 1992 en un grupo de apoyo para mujeres VIH positivas. Aunque me caía bien y la respetaba, cuestionaba las elecciones que había tomado, no sólo de rechazar los fármacos para el SIDA, sino la idea de que el VIH causara el SIDA. Lo que ella decía, no sólo hacía moverse el barco, sino que lo hundía. Me sentía frustrada de que mi vida estuviera pendiendo de un hilo, y de que la única persona a quien podía recurrir para que me ayudara, fuera Christine. No tenía a nadie con quien hablar o consultar algo. Mi marido había muerto, y no podía llamar a la familia, todos profesionistas exitosos, para pedirles que me ayudaran a valorar la información dada por una señora con un sitio en la red y folletos publicitarios.

Le pedí a Christine que me diera sólo la información científica, y nada más. Nada de historias o de exageraciones emocionales, sólo los hechos. Tuve que ir a su oficina varias veces a leer, porque estaba tan aturdida que no podía hacerlo por más de 15 minutos. Todo lo que leí describía y explicaba lo que había pasado junto a mi esposo. Mis peores miedos estaban confirmándose: los medicamentos habían hecho que mi marido sufriera terriblemente, y con el tiempo, lo habían matado. Y hasta ese día, no pude escuchar lo que Christine había intentado decirme.

Empecé a acudir a los eventos de Vivos y Bien (Alive & Well) para aprender más. Los VIH positivos que habían elegido no seguir con la medicina de la corriente principal de pensamiento, me animaron a pensar por mí misma. Sentía que estaba en un viaje peligroso, valeroso y que expandía la mente. Finalmente decidí que las medicinas para el SIDA no eran para mí. Preferí confiar en mi propia vida.

Después de haber tomado la decisión, me hice la última prueba diagnóstica, una carga viral para un estudio que desde entonces he abandonado. Un año antes de hacer esto, ya había decidido que el SIDA no formaba parte de mi vida; me había declarado 'libre de SIDA.' Consideré que mi resultado 'no detectable' significaba una afirmación a esta decisión. Actualmente consulto a un doctor de medicina naturópata que me ayuda a lograr mis metas en lo que a la salud se refiere. He bajado con seguridad 32 kilos, y me veo y me siento mejor de lo que me he sentido en muchos años.

Cuando le creemos a los doctores y aceptamos que vamos a morir, esta creencia, inconsciente al principio, se manifiesta en nuestras vidas con el tiempo. Creer en la salud, es el primer paso para crear una vida saludable. Mantener la posibilidad de salud, lo es todo."

Cynthia Rogers, Los Ángeles, CA

"Resulté positivo en 1990, y diez años después estoy sano y no tomo medicamentos. Cuando me dijeron que era positivo, pasé por el terror normal, con mi vida relampagueando ante mis ojos. Seguí las órdenes de los médicos para el tratamiento con AZT, y poco tiempo después, me enfermé. Tenía síntomas como de gripe de día y de noche. Llegué al punto de que cuando regresaba del trabajo a la casa, sólo me derrumbaba en el sillón. Cuando le dije a mi médico cómo me sentía, me respondió: 'Bueno, y ¿qué esperaba? ¡Usted es VIH positivo!

Después de un año de sentirme enfermo, escuché a mi voz interna y dejé el AZT. Excepto por una breve experiencia con el ddl, he estado sin medicamentos desde entonces. Tengo tres recomendaciones para cualquiera que resulte positivo: educación, educación, educación sobre todos los aspectos y puntos de vista acerca del VIH y el SIDA. Y recuerden, las personas a veces se enferman, así pasa, sean realistas y no enloquezcan. No asuman automáticamente que está relacionado con el VIH. ¡Mi doctor ahora me clasifica como sin evolución a largo plazo!"

Erik Dahlgren, Los Angeles Ca.

"Todo comenzó en el invierno de 1984, cuando se me inflamaron los ganglios, me salió una erupción en las piernas y empecé a padecer sudores nocturnos. Acudí a un doctor que tomó mi temperatura, me dijo que tenía un poco de fiebre, palpó mis ganglios inflamados y bromeó: '–Usted no es homosexual, ¿verdad?' Cuándo le dije que sí lo era, su tono cambió inmediatamente. Salió del cuarto de exploración, y escuché que le pidió a su enfermera que tomara una muestra de sangre. Le dijo que podía ser SIDA, así que se asegurara y usara guantes. La respuesta de la enfermera fue un enfático no. El doctor regresó usando una mascarilla quirúrgica y guantes. Después de muchos esfuerzos patéticos para encontrar una vena, finalmente consiguió varias muestras.

Tres días después me llamó para comunicarme que los resultados no eran buenos. Esto fue antes de que las pruebas Western Blot y ELISA estuvieran disponibles. Me explicó que mi conteo de células T estaba por debajo de 200, y que parecía que tenía SIDA. Me dijo que pensaba que estaría muerto dentro de seis meses, y que el proceso no sería algo agradable.

Consulté a otro doctor para una segunda opinión, y sus conclusiones fueron las mismas. Mis células T estaban disparadas y las infecciones oportunistas pondrían instalarse en cualquier momento. Empecé a tomar una medicina experimental que conseguí de contrabando en México, pero el doctor no quiso seguir atendiéndome para ver si el fármaco me estaba haciendo bien. Sólo me dijo que tomara dos píldoras cuatro veces al día, y cuando le pregunté por cuánto tiempo, contestó: '–para siempre.'

No me sentí peor y continué asistiendo semanalmente a exámenes de sangre y siempre me dijeron que mis conteos eran terribles. Esto continuó durante dos meses, hasta que la técnica del laboratorio exigió que le pagara. Le dije que mi seguro lo cubría, pero ella contestó: –'no están pagando por esto, usted necesita pagar hoy.' Me quité la liga que la enfermera usaba para resaltar mi vena, salí de ahí y nunca regresé. Continué con la medicina experimental aproximadamente un año, hasta que la FDA decidió que este medicamento era totalmente ineficaz. Mi ánimo se derrumbó dramáticamente, pero algo era verdad, todavía seguía vivo.

Todos los días después del trabajo me iba a casa, cenaba, buscaba algo acerca del Sarcoma de Kaposi y las ulceras bucales, sentía qué tan inflamados estaban mis ganglios, me acostaba y esperaba morir. Dormía 20 horas al día los fines de semana. Recuerdo que me fui de vacaciones a México, y lo pasé en la cama. Las noticias estaban llenas de artículos sobre el SIDA y siempre acababan con 'nadie se ha recuperado nunca' o 'todos los que tienen esta enfermedad, se mueren.'

Mis síntomas, excepto los ganglios inflamados, todos desaparecieron después de unos ocho meses. Me prometí que nunca regresaría con los doctores del Seguro. Si tenía una infección de sinusitis, o cualquier otro problema médico, iba a uno de los centros de emergencias, y siempre pagaba en efectivo.

Entonces entró en escena el AZT. Creo que fue en una conferencia de prensa por televisión, donde el doctor Gallo dijo que se trataba de un descubrimiento notable. No confié en ese hombre, había algo que estaba mal. Nunca le hice caso y seguí con mi régimen de trabajar, comer, dormir y esperar a que la enfermedad me llevara. Para entonces, varios de mis amigos habían sido diagnosticados con SIDA, a todos les dieron AZT, y todos se murieron en menos de un año. Cada uno de sus médicos había subestimado los efectos colaterales, y había exagerado los aspectos curativos de este fármaco.

En 1997, concerté una cita con un doctor del Seguro para un problema que no estaba relacionado con el VIH o con el SIDA. Él dijo algo que me sorprendió: '–Usted sabe, hemos progresado mucho con el SIDA y hay muchas nuevos medicamentos que a lo mejor usted podría considerar.' Le respondí que no tenía ningún síntoma y que pensaba que eso no era para mí. Me contestó: '–Necesita empezar con el tratamiento antes de que se presenten los síntomas.' Me reí para mis adentros, y le dije que lo pensaría. En 1999, quince años después de que me dieran seis meses de vida, celebré mi cumpleaños número 47."

Don McCoy, Laguna Beach, CA

"Mientras vivía en la Ciudad de Nueva York en 1982, mi doctor me informó que había contraído 'el virus que estaba afectando a los homosexuales.' ¿Recuerda el GRID*? Mas tarde me diagnosticaron VIH positivo, cuando los actuales métodos para hacer las pruebas empezaron a usarse.

Han transcurrido 18 años. Dirijo un negocio exitoso de diseño de interiores, me ejercito varias veces a la semana, disfruto de la caminata y practico Tai Chi. En todo este tiempo, nunca he tenido una infección oportunista. Disfruto de buena salud, no tanto por lo que hago con mi vida, sino por lo que no hago: no tomo medicinas tóxicas relacionadas con el VIH. Son esos medicamentos, y no el virus, los que matan a las personas que resultan positivas. Me felicito a mí mismo por tener el valor de abrir mi mente, y le agradezco a grupos como Vivos y Bien por proporcionarme la información que reafirmó mi vida."

***N. de T.: Inmunodeficiencia relacionada con la homosexualidad. GRID por sus siglas en inglés.**

Michael Koslosky, Los Ángeles CA

"Tengo 28 años y me acerco a cumplir 29 saludables, una edad a la que me dijo un doctor que nunca llegaría. Cuando tenía 20 años, me mudé de Australia a Japón, donde pasé un año como cantante en un crucero, y en varios bares y restaurantes en Osaka. Hacia el final de mi estadía, yo, mi pareja Ruichi y un grupo de amigos visitamos la ciudad histórica de Kyoto. Mientras estábamos allí, todos fuimos a un clínica donde hacían pruebas de VIH. Había mantenido relaciones sexuales frecuentes y sin protección con Ruichi durante aproximadamente unos tres meses, y antes de eso, tuve sexo sin protección con otro de los amigos que también se hizo la prueba, así que todo indicaba que debía unirme a ellos, y hacerme la prueba.

En aquel momento, mi fuente principal de información acerca del VIH y el SIDA, como la de la mayoría del público, eran los medios de comunicación. Recuerdo un anuncio en la televisión de Australia, en el que se presentaba al SIDA como a la Muerte con guadaña en una mesa de boliche. Utilizaba sus bolas mortales para derribar a los hombres, mujeres y niños que aparecían como indefensos pinos.

Nuestros resultados de la prueba llegaron por correo dos semanas más tarde, todos en el mismo sobre, y los abrimos juntos. Los resultados estaban en japonés, así que Ruichi los leyó en voz alta, y recorrió la lista de nombres, uno por uno. 'Riuchi: negativo,' me miró y sonrió. 'David: negativo, Renee: negativo, Dean...' hizo una pausa, con los ojos llenos de asombro. Mi corazón palpitaba, mientras esperaba que continuara: 'Dean: positivo.'

"Mi primera reacción fue de escepticismo. Yo era saludable, y también lo eran todos con los que me había acostado alguna vez. Supuse que iba a morir, y como sabía tan poco sobre el SIDA, me imaginé que tenía de tres a seis meses, antes de que me derribara la bola de boliche. Estaba muy avergonzado. Llamé a todas mis parejas sexuales anteriores, aconsejándoles que se hicieran la prueba. Todos fueron negativos.

Pasé por una etapa de negación. Me convencí a mí mismo de que el resultado de la prueba estaba equivocado. Esperé tres meses, y me hice la prueba de nuevo en Australia. La compasión que recibí en la clínica de diagnóstico, no fue alentadora. El doctor más optimista me dio 10 años de vida, pero advirtió que por lo menos, dos de esos años estarían llenos de devastadoras enfermedades. Eso terminaba con mi pronóstico de seis meses, pero no me daba mucho por qué vivir.

Después de varios meses de búsqueda espiritual, la conexión entre la mente y el cuerpo se dio en mí. Rápidamente descubrí que no era el único en reconocer que la enfermedad era más bien una desgracia física al azar. Desde entonces, y por más de siete años, he leído todo lo que he podido encontrar sobre medicina alternativa, ciencia, auto ayuda y espiritualidad. También he probado muchas terapias alternativas y técnicas para mejorar la mente y el cuerpo. Nunca he tomado medicamentos, en cambio me he enfocado en mantener la salud. He aprendido a tener la mente abierta a las nuevas ideas, y a no creer en todo lo que los expertos dicen.

Ya no creo que el VIH cause el SIDA, y esta creencia no es una negación. Experimenté la negación cuando desapareció el miedo a morir. Mi creencia, puede que no esté probada por las investigaciones del SIDA con fondos gubernamentales, pero el gobierno ha hecho muy poco para indicar que se preocupa por el bienestar de la humanidad por encima de todo. Evitar la muerte, no es mi prioridad número uno: vivir sí lo es.

Lo que encuentro más difícil, es vivir con el estigma del VIH. Soy joven, saludable, inteligente y estoy bien informado sobre el VIH y el SIDA. Sin embargo, estoy aislado por el miedo y la ignorancia que rodean a una enfermedad en la cual ni siquiera creo. Ser un líder, en lugar de un seguidor, puede ser difícil y solitario. Mantener una posición en contra de la mayoría de la población humana, es una ardua tarea. No tengo el tiempo para educar a todos, aun cuando ellos estuvieran interesados, y cuando les digo a otros lo que sé, están tan convencidos del hecho de que el VIH=SIDA=Muerte, que piensan que estoy condenado y que mi optimismo sólo es miedo, o esperanza, o ambos.

Sí tengo esperanza. Espero que las personas observen más profundamente y escuchen más. Que exijan ser tratados como seres preciosos, más importantes que la política, que el dinero y que la teoría abstracta. A las personas como nosotros nos toca ser los primeros y los más decididos. ¡La vida sigue, escoja ser parte de ella!"

Dean W, Los Ángeles, CA

"Resulté positivo en mayo de 1995. Esto no parecería muy interesante si no se supiera que antes de la prueba, nunca había practicado 'sexo sin protección.' Después de una investigación exhaustiva, decidí que los medicamentos para el SIDA no eran para mí. Supe acerca de Vivos y Bien (Alive & Well) por mi acupunturista.

Me alegra decir que estoy tan saludable como cuando estaba en la secundaria, salvo por mis alergias habituales y mi crónico pie plano. Aunque no soy técnicamente un sobreviviente a largo plazo, estoy aquí para animarle a que usted haga lo que yo hice: investigue por su cuenta, consiga la información y decídase."

Lou Rosenblate, Hollywood, CA

"Tuve la obligación legal de hacerme una prueba de VIH en junio de 1995. La prueba es obligatoria en Colorado para las mujeres embarazadas, y yo esperaba a mi segundo hijo. Me sorprendí cuando los resultados fueron positivos, porque había estado casada y había sido monógama durante nueve años. Mi situación se volvió aún más incomprensible, cuando mi marido y mi hija resultaron negativos, y comprendí que mi único riesgo había sido una transfusión sanguínea que recibí en 1974, 21 años antes de esta prueba. Aunque estuve saludable durante dos décadas, no cuestioné lo que me dijeron. Mi intuición me dijo que no tomara el AZT, que los doctores decían disminuiría la probabilidad de que le trasmitiera el VIH a mi bebé. Finalmente me convencieron, y empecé a tomarlo en mi quinto mes de embarazo.

Después de diez meses con el AZT, me sentía enferma todo el tiempo. Constantemente tenía diarrea, náuseas, fiebres, sudores nocturnos, y estaba totalmente exhausta. Parecía como si tuviera una horrible gripe que no desaparecía, y contraía infecciones con frecuencia. Me arrastraba hasta el baño, y vomitaba durante horas. Mis médicos me dijeron que el VIH estaba haciéndome sentir enferma, que el virus había mutado a una forma que era resistente al AZT, y que debía seguir tomando más medicinas para permanecer viva. Dos meses después de agregar 3TC a mi régimen de tratamiento, la piel empezó a ponérseme amarilla. Sé que los medicamentos causan ictericia, porque mi padre murió de falla hepática, provocada por las medicinas para el corazón. Desde que se me hizo claro que los fármacos no iban a evitar que contrajera el SIDA, y en realidad podían destruir mi hígado, dejé que mi receta caducara. Pensé que era mejor morir de SIDA que de falla hepática.

Casi inmediatamente después de que dejé de tomar mis medicinas, sólo en cuestión de días, empecé a sentirme mucho mejor. Tenía más energía, y en realidad no me sentía enferma. Varios meses después, todos mis síntomas habían desaparecido, y no he estado enferma desde entonces. No creo haber estado enferma de SIDA, pienso que me envenenó el AZT. Me alegra no haberle dado a mi hija Rachel el líquido AZT 1 que se suponía debía agregar a su biberón.

Me hice la prueba de VIH dos veces después de que Rachel nació, y obtuve resultados indeterminado y negativo. Mi hija está considerada como un éxito según las normas médicas, porque es negativa, pero yo ya no me preocupo por el VIH. Me preocupan los efectos del AZT con el que fue envenenada cuando yo estaba embarazada. Rachel tiene el cráneo agrandado, le dan ataques, y tiene una extraña deformidad en la base de la columna. A los tres años, todavía no habla.

Asistí a una conferencia sobre el VIH y el embarazo en el Hospital Infantil, aquí en Denver. Muchas de las madres habían tomado AZT durante el embarazo, y llevaban a sus niños con ellas. Cada uno de estos niños tenía el cráneo agrandado. Las cabezas de los niños eran iguales a la de Rachel. Todos eran bebés AZT. Ahora estoy trabajando para derogar la ley que obliga a hacerse la prueba en Colorado."

Kris Chmiel, Denver, CO

"He sido positivo, saludable y no he tomado medicinas desde que me diagnosticaron en 1984. No puedo dar mi nombre completo porque soy entrenador de cultura física, y la mayoría de las personas piensan que el VIH=SIDA y que esto lleva a la muerte, ¡algo que no es exactamente bueno para el negocio!

Atribuyo mi bienestar a negarme a seguir las órdenes de los médicos, a escuchar a mi cuerpo y a llevar una dieta balanceada. El amor y el apoyo de la familia, también ayudan."

Jaime P, West Hollywood, CA

"He sido VIH positivo desde 1983, y entonces decidí que no iba a permitir que el VIH me quitara lo mejor de mí. Me rehusé al tratamiento con AZT cuando se me ofreció al principio, porque había visto a muchas personas morir mientras lo tomaban. En lugar de eso, he tomado vitaminas, he comido adecuadamente y he hecho ejercicio.

En 1987, mi pareja murió, y me quedé agobiado por el dolor. Pasé los siguientes cinco años debatiéndome con mi problema de alcoholismo. Finalmente, decidí que si no recibía tratamiento, moriría por el alcohol, y no quería irme así.

En 1996 aparecieron los cocteles de medicamentos para el SIDA y hubo mucho alboroto, casi histeria. Las nuevas pruebas eran maravillosas, los nuevos fármacos eran maravillosos, y todos estábamos viviendo más tiempo. Era lo primero bueno que pasaba dentro del SIDA en los últimos 15 años. Creí en todos los reportes entusiastas de los medios de comunicación, y decidí tomar los medicamentos. Durante algún tiempo, no padecí de efectos colaterales, excepto que mi colesterol estaba alto. Después de aproximadamente nueve meses de tratamiento, empecé a ganar peso, pero parecía más delgado porque mi cara estaba demacrada. Desarrollé un estómago extendido, mis pómulos se hundieron, y mis brazos empezaron a consumirse. La primera vez que me sentí enfermo desde que resulté positivo, fue directamente provocado por tomar los medicamentos.

Obtuve más información sobre los fármacos a través de HEAL en Toronto, y después de hablar con Christine Maggiore, luego de un año de tomarlos, decidí dejarlos. Desde entonces, no he tenido ningún problema en absoluto, y todo mi organismo ha vuelto a la normalidad. Mi doctor se molestó al principio, pero finalmente apoyó mi decisión. Me siento muy bien ahora, y no he mirado hacia atrás. No voy al gimnasio, pero tengo un perro y lo paseo por el parque todos los días. Me digo a mí mismo por lo menos una vez al día que mi cuerpo está saludable, y que voy a vivir una vida larga y feliz."

Adam Shane, Toronto, Canada

"Fui diagnosticado VIH positivo en los 80s, e inmediatamente entré en una etapa de completa negación que duró tres años.

Nunca hablaba de eso ni hacía nada al respecto. Finalmente, la campaña de los medios de comunicación de que el VIH=SIDA=Muerte me afectó, y decidí que era tiempo de visitar a un doctor especialista en VIH.

Mi conteo de células T era de 900; las pruebas de carga viral no estaban disponibles en ese entonces. El doctor me recetó AZT, ddl y otras medicinas. Nunca cuestioné al doctor. Después de dos años aproximadamente de tomar los fármacos para el VIH, mi estómago empezó a inflamarse y tenía diarrea todos los días. Mi amigo Aaron, me dijo que dejara de tomar las medicinas, que eran tóxicas, pero pensé que estaba loco.

En 1995, Aaron me invitó a asistir a una reunión en West Hollywood, en la que el doctor Peter Duesberg fungía como orador. Era demasiado para poder digerirlo de una sola vez, pero una cosa se me quedó grabada: El doctor Duesberg, un candidato al Premio Nobel, afirmaba que el VIH no era la causa del SIDA.

Le llevé esta nueva información a mi doctor especialista en VIH. Respondió asustándome con muchas gráficas que mostraban que el VIH era el causante del SIDA. De acuerdo a éstas, si suspendía el tratamiento con el AZT y los otros fármacos, desarrollaría SIDA y moriría. De acuerdo con él, esas píldoras iban a mejorar los años de vida que me quedaban.

Empecé a asistir a las reuniones de Vivos y Bien (Alive & Well) una vez al mes, y sin decírselo a mi médico, dejé de tomar el AZT y todas las otras píldoras. Entonces decidí que era el momento de cambiar de médico. Hice algunas investigaciones, y encontré a un doctor que también utiliza tratamientos homeopáticos. Apoyó mi decisión de dejar de tomar las medicinas para el VIH. Luego supe acerca de la candidiasis. ¿Por qué mi primer doctor nunca me habló sobre eso? A las dos semanas de seguir los tratamientos para la candidiasis, mi estómago regreso a la normalidad, y la diarrea desapareció. Cuando ya estaba sin medicamentos, empecé a educarme sobre nutrición y sobre el sistema inmunitario. Las reuniones de Alive & Well eran muy informativas, y me ayudaban en mi investigación.

He sido VIH positivo y he estado libre de SIDA durante más de 10 años. Ahora, cuando tengo algún problema de salud, me trato el problema y no el VIH. Estoy en sincronía con mi sistema inmunitario. Ya no me practico conteos de células T o de carga viral."

Nick, Beverly Hills, CA

"En mayo de 1998, descubrí que estaba embarazada de mi primer hijo. Había estado atendiéndome con la misma ginecóloga (que también es obstetra) durante siete años, y siempre me dijo que había hecho 'todo bien'. Tenía 29 años, había estado casada durante seis, siempre me había preocupado por mi salud, y tenía una carrera exitosa. Durante una visita prenatal mensual, la enfermera me dijo que me sacarían sangre. Como odio las agujas, le pregunté por qué. Me dijo que iban a realizar una prueba para la anemia. Una semana después, recibí una frenética llamada telefónica del doctor, informándome que había resultado VIH positiva. Yo no tenía idea de que me hubieran hecho análisis de VIH. Nunca me había considerado en riesgo.

Inmediatamente fui referida con un médico especialista en enfermedades infecciosas. Me hizo la prueba de nuevo, y resultó positiva. También le realizó la prueba a mi marido, quien inexplicablemente también resultó positivo. Aunque un examen físico exhaustivo no mostró ninguna señal de enfermedad, ya que ambos nos sentíamos bien, y todos nuestros otros exámenes sanguíneos, incluso el conteo de células T y la carga viral, no indicaban lo contrario, a ambos se nos aconsejó empezar con la terapia de medicamentos. A mí se me dijo que tomara AZT por el resto de mi embarazo, mientras que a él le dijeron que tomara los cocteles. Nada parecía tener sentido: Habíamos estado juntos durante muchos años, éramos completamente monógamos, excepcionalmente saludables (mi marido corre de siete a ocho kilómetros diarios y compite en maratones), y no tenemos ningún factor de riesgo. Aunque los doctores nos prometieron "llenarnos de información", ni mi marido ni yo nos sentíamos cómodos, ni convencidos.

Éstos debieron haber sido los días más oscuros de mi vida, pero como si se tratara de un milagro, había una copia de "¿Qué pasaría si todo lo que usted cree saber acerca del SIDA estuviera equivocado?" en nuestro librero, ya que nos lo habían enviado como un regalo. Leí el libro, llamé a miembros de HEAL, me puse en contacto con Christine Maggiore, y con la ayuda de todos, inicié un

inmediato plan de acción que incluyó dejar a mi doctora de siete años, para poder eludir la política del VIH.
El resultado de mi embarazo, el cual transcurrió sin novedad, es una niña saludable, feliz, a la que amamanté. He encontrado a un médico holístico que apoya nuestras decisiones, y nuestra familia lleva una vida totalmente normal. Normal, salvo por el miedo de que puedan separarnos de nuestra hija debido a las opciones que hemos tomado con respecto a nuestra salud. Apenas la semana pasada, el especialista de enfermedades infecciosas que quería que empezáramos con los medicamentos, llamó a casa. En cuanto supimos lo que sabemos ahora, salimos de su consultorio y no lo hemos vuelto a ver en más de un año. Llamaba para asegurarse de que nuestra familia recibía 'el tratamiento apropiado.' Estoy muy agradecida de que hayamos evitado caer en el sistema que nos hubiera dejado sin conocer nuestras opciones.

No sé por cuánto tiempo hemos sido 'VIH positivos' mi marido y yo: ¿Desde que nos encontramos hace ocho años? ¿Antes de eso? ¿Desde mayo de 1998? Nada sobre nuestra situación tiene ningún sentido. El único sentido que hemos encontrado está en los datos que muestran que la mayor parte de las ideas que todos tenemos sobre el SIDA, están equivocadas."

Stacey Armstrong, Austin, TX

"Estoy segura de que me volví VIH positiva en diciembre de 1992, porque tenía el presentimiento de que algo me había sucedido en aquella época. Este presentimiento se confirmó cuando resulté VIH positiva unos cuantos meses después. Acababa de regresar a los Estados Unidos de Zimbabwe, donde viví por algún tiempo, y donde conocí a mi marido.

En vista de que llevaba una vida muy saludable, decidí que confiaría en mi buena salud y en lo que he considerado como la habilidad inherente que tenemos todos de estar bien, en lugar de seguir el protocolo médico convencional. No tomo fármacos. Ni los que venden en las calles, ni los que receten los médicos. Los fármacos son perjudiciales. Estudié lo que se decía sobre el VIH y el SIDA, calculé mis riesgos de enfermar, y decidí que me arriesgaría y haría las cosas a mi manera.

Inicialmente, me realizaba cuantificaciones de células T con regularidad.

Mis conteos sanguíneos siempre han estado más bajos de lo normal, y nunca había enfermado. También he estado muy abierta a mi estado de VIH y a mis elecciones: Pienso que es importante proporcionarle a la gente otra imagen de lo que significa ser VIH positivo. Si yo fuera a aceptar todo lo que se ha dicho sobre el VIH y el SIDA, viviría como si estuviera muerta. Estoy viva. Asimismo, por ser una persona de color, hubiera sido suicida de mi parte amarrar mi vida a un modelo de medicina blanco, masculino y occidental. No le doy a la institución médica el poder ni la autoridad para tomar decisiones por mí.

En 1996, durante un viaje al África, contraje malaria. Llegué a casa sintiéndome muy enferma, y acudí a la clínica de VIH a la que asistía para recibir atención médica. Ahí, un doctor me sacó sangre y, sin mi permiso y con el conocimiento de que tenía malaria, realizó un conteo de células T. Como el conteo resultó con menos de 200, me reportó como un caso oficial de SIDA.

Cuando supe que estaba embarazada, tenía la seguridad de que podía dar a luz a un bebé saludable, pero consulté con el doctor de la clínica para que me diera la última información sobre los tratamientos con fármacos, sobre el AZT y sobre amamantar a los hijos. Aunque planeaba dar a luz con una partera, le pregunté qué pasaría si terminaba haciéndolo en un hospital. La respuesta: 12 horas de AZT endovenoso, una cesárea y líquido de AZT en la fórmula del alimento de mi hijo, todo esto marcó mi decisión de quedarme fuera del sistema.

Unos cuantos meses antes del parto, empecé a recibir cartas de este médico que se volvieron cada vez más amenazantes al acercarse mi fecha de parto. Aunque le respondí que manejaba la situación de una manera responsable, me reportó a los Servicios de Protección para el Niño (CPS). Cuando los investigadores del CPS vinieron a buscarme, me fui a casa de mi hermana. El CPS le dijo a mi madre que querían interrogarla, y que pensaban notificar a la policía si no cooperaba revelando mi paradero. Deane Colie, de la Unión Internacional para la Justicia Médica, intervino en mi favor, y pudo convencer al CPS de no involucrar a la policía, ni hacer más amenazas a mi familia.

Diez días después de que nuestro bebé nació en casa de una amiga, mi marido y yo empacamos nuestras vidas y abandonamos el estado para siempre. Dejamos atrás un hogar, carreras, amigos y a la familia. Esto es lo que tenemos que hacer para mantener a nuestro hijo lejos de los medicamentos tóxicos para el SIDA, amamantándolo para que reciba una nutrición vital y protección inmune, y bajo nuestra custodia. Al escribir esto, no tenemos ninguna idea de a dónde vamos o lo que haremos, pero por lo menos, nuestro hijo es saludable y está a nuestro cuidado."

Katrine Jones, en algún lugar de los Estados Unidos

"He sido VIH positivo y he estado sano por más de doce años, sin haberme sometido nunca a tratamientos para el SIDA. Resulté positivo por primera vez en 1987.

Soy artista del espectáculo y escritor. Una gran parte de mi trabajo desafía las ideas convencionales sobre el VIH y el SIDA. También soy un ex adicto a la heroína y a la cocaína. Atribuyo mi buena salud a haber abandonado esas drogas, y a haber ignorado el consejo de mis doctores: que en lugar de las drogas, tomara sus medicamentos. Si desea saber más sobre mi vida y mi trabajo, mándeme un email a fgreen@core.com."

Frank Green, Cleveland, OH

"Una de las experiencias más devastadoras de mi vida fue cuando en 1992 nos enteramos de que mi marido había resultado VIH positivo. La otra, fue cuando él murió en octubre de 1998. Mi marido dijo algo que llevaré conmigo por el resto de mi vida, y que lo dice todo acerca de ser diagnosticado VIH positivo. Dijo: 'Si alguien me hubiera preguntado antes de esto, ¿quién es usted? le hubiera respondido que soy César, o que soy ingeniero, o que soy el padre de Louise, o el esposo de Teresa. Ahora, si alguien me lo pregunta, la respuesta es: soy VIH positivo.' Nuestro mundo entero se derrumbó. Desde el momento en que él fue diagnosticado, nada más importaba. A una persona se le define, en su totalidad, con tres letras: VIH. Todo lo demás desaparece, nada más es importante. César, mi marido, se murió entre otras cosas, de vergüenza.

Una de las primeras cosas que decidí hacer después de que César resultó positivo, fue llamar a los números 800 (gratuitos) para conseguir más información sobre el SIDA. Recuerdo el primer lugar al que llamé; estaba tan desesperada, que dije bruscamente:

'–Acabo de descubrir que mi marido es VIH positivo y tenemos un bebé de un año. ¿Qué probabilidades tenemos mi hijo y yo de no estar enfermos?' El consejero de SIDA dijo: '–lo siento, no existe ninguna probabilidad. Usted está enferma y también su bebé.' ¿Puede imaginar usted nuestra desesperación? César lloró, golpeó su cabeza contra la pared y gritó: '–¡Esto es lo único que mi bebé heredará de mí!' En ese momento, decidimos matarnos, ya que la única solución sería la muerte. Pero al pensar cuál de nosotros mataría a Louise, nuestra hermosa bebé, nos detuvimos. Más tarde supe que yo no era VIH positiva en ese entonces, que no lo soy ahora, y que nuestra hija es VIH negativa.

Cuando César y yo descubrimos que era positivo, sólo conocíamos la postura de los médicos institucionales. Nunca habíamos escuchado sobre Peter Duesberg, o sobre la existencia de información alternativa, o que había vida después del VIH. Estábamos desesperados, y vivíamos aguardando la muerte de César. Después supe sobre el doctor Duesberg y leí lo que él tenía que decir, y nuestras vidas regresaron a la normalidad. Nuestra vida sexual y nuestro matrimonio fueron como el de cualquiera, incluso intentamos tener otro hijo. Lo que quiero decir no es que Duesberg tenga razón, aunque estoy convencida de que la tiene. Mi punto de vista es que el enfoque de la institución médica está equivocado. El VIH es una cuestión de fe. Es histeria pura. Las instituciones médicas nos dieron, desde el primer momento, desesperación y muerte.

¿Que si pienso que el sistema inmune de César estaba lesionado? ¡Claro que sí! Desde su infancia fue tratado con antibióticos para prevenir enfermedades; le practicaron muchas cirugías cuando era niño, su sistema inmune se destruyó durante el curso de su vida, pero no debido al VIH. Nunca tomaron en cuenta su historia. Una vez que los doctores descubrieron que era VIH positivo, eso era lo único que quisieron tratarle, nada más les importaba.

Desde que César murió, nuestras vidas, la mía y la de Louise, cambiaron drásticamente. Perdimos muchas cosas, entre ellas nuestro automóvil. Cuando estaba limpiando el automóvil, encontré una carta en la guantera, escrita a mano por César. La carta decía que si él no era capaz de decidir por sí mismo, quería que todos supieran que él no quería tomar ningún medicamento para el virus. ¿Por qué cambió de opinión? Yo estaba con él en julio de 1998, cuando el doctor lo presionó para tomar medicinas y le dijo que sería lo mejor para él, que podría vivir una larga vida. El doctor nunca mencionó que César quedaría paralizado, que tendría que usar pañales, y que sufriría calambres insoportables. Esperaron hasta que estuvo en el hospital para decirnos que su parálisis era efecto colateral de uno de los fármacos que tomaba. ¿Cómo puede recetar un doctor algo cuyo efecto secundario es la parálisis?

César tomó los medicamentos en 1992, se sintió muy enfermo, y se presentaron muchos síntomas de SIDA, y por eso es que dejó de tomarlos, sin siquiera saber que existían otras opiniones sobre el VIH.

En 1998, el médico le dijo que los medicamentos ya eran otros, que no tenían ningún parecido con los de 1992 y que tenía muchos pacientes que progresaban bien con ellos. Le dije a César que dentro de cinco años, el mismo doctor le estará hablando a otro paciente sobre los nuevos medicamentos que habrá entonces. Y le dirá qué malos eran los fármacos de hace cinco años y jurará que nos nuevos son completamente distintos.

Me niego a permitir que César, una persona íntegra, tan sensitiva, tan especial, se convierta simplemente en una estadística. Era mi César, mío y de Louise. Era una persona perfecta, un gran ser humano que lo perdió todo, incluso su dignidad y su vida, debido a algunas personas que por tratar de conseguir el premio Nobel y hacerse ricos, le ofrecen al público la información equivocada."

Teresa Schmidtz, Miami, FL

"He sido VIH positivo durante 16 años. Soy escritor y actor, y en mi trabajo enfatizo la supervivencia y la autodeterminación sobre la muerte y la dependencia médica asociada con el VIH. No se trata de hablar mal de la profesión médica, pero tengo que seguir lo que me dicta mi corazón.

En el otoño de 1996, me dio neumonía PCP, una de las enfermedades indicativas del SIDA. Me asusté y como acababan de salir al mercado los cocteles para el SIDA, decidí probarlos. También tomé medicamentos para la neumonía PCP, pero cuando ésta mejoró, dejé de tomarlos y sólo me quedé con el cóctel.
Todas mis cifras eran fabulosas. Mis células T estaban altas, y mi carga viral estaba baja. Pero me sentía fatal. Aquí estaba yo, un

vegetariano que nunca había tomado ni siquiera una aspirina, y de repente me encuentro consumiendo estos fuertes medicamentos. Tenía que tomar píldoras tres o cuatro veces al día, algunas con las comidas, otras sin ellas. Mi vida entera giraba alrededor de los fármacos. Estaba muy hinchado y no dejaban de salirme erupciones. Tenía que levantarme muchas veces en la noche para ir al baño, así que siempre estaba exhausto. Tenía una severa neuropatía en mis pies, hasta el grado de que apenas podía caminar. Sentía que mi cuerpo se desbarataba, no debido al VIH, sino por las medicinas. Siempre había estado muy consciente de mi cuerpo, y podía sentir que lo estaba envenenando.

Finalmente fui con mis doctores y les dije que no quería seguir tomando los medicamentos, y me contestaron que era un necio. Fueron muy dramáticos y me dijeron que era un suicidio interrumpir el tratamiento. Y en lugar de hacerlo, inicié una nueva combinación de fármacos. Mi articulación al hablar era lenta, y perdía constantemente el equilibrio. La gota que derramó el vaso fue cuando me caí de las escaleras de mi casa. Así que sólo dejé de tomarlas. Mis células T disminuyeron y mi carga viral aumentó, pero me sentía saludable de nuevo. Dos años después de dejar el tratamiento, me siento mejor que nunca."

Steven Goldring, Cleveland, OH

"Resulté positivo en 1989. Siempre he llevado un estilo de vida saludable, no bebo y nunca he consumido drogas. Debido a mi filosofía antidrogas, rara vez tomo las medicinas que me recetan los doctores, y nunca me he sometido a ningún tratamiento para el VIH.

Tengo la firme creencia, respaldada por mucha evidencia documentada, que si se trata con respeto al organismo, éste cuidará de sí mismo. Pero la parte interesante de mi historia es el hecho de que después de mi prueba inicial de VIH, la cual resultó positiva, posteriormente salió negativa, una vez más positiva, y luego negativa de nuevo.

No me haré otra prueba de VIH, debido a sus resultados altamente inexactos y no confiables, los cuales incluso el *The New England Journal of Medicine* declara que son inespecíficos y abiertos a la interpretación. Nunca he padecido de otra cosa que de gripe y catarro comunes, y una vez de neumonía bacteriana. Siempre he sido saludable, con excepción de las enfermedades que he mencionado. A cualquiera que haya resultado positivo, me gustaría decirle: –Toma el control de tu vida. ¡Infórmate tú mismo de los hechos como yo lo hice, y conviértete en otro sobreviviente a largo plazo!"

Greg Drolette, Los Ángeles, CA

"Resulté VIH positivo el 20 de agosto de 1985. La clientela de mi doctora era principalmente de niños y bebés, así que ella tenía un poco de miedo de continuar viéndome en su consultorio. Se preocupaba particularmente sobre el VIH transmitido por el aire, así que me transfirió a otro médico. Fue un lindo mensaje a mi subconsciente de que era una persona peligrosa.

El tratamiento de este doctor era una combinación de inyecciones de vitamina C y heparina, ya que él pensaba que esto podría prevenir una posible disminución del porcentaje de células T. Seguí con el tratamiento unos cuantos meses. Sin embargo, nunca he estado a favor de los medicamentos, y decidí suspender el tratamiento. Mi amante y mi doctor me alimentaban todo el tiempo de negatividad, de lo fatal que era este virus. Hubo una época en que presenté muchas úlceras en la boca y una fatiga crónica. Entonces, un día tuve una intuición momentánea, y me di cuenta de que necesitaba escaparme de esa influencia negativa. Así que dejé a mi doctor y a mi amante, y pronto empecé a encontrarme mucho mejor. Esto me hizo ver lo mucho que el miedo y la negatividad afectan nuestra salud.

A mediados de 1995, dejé la clínica del SIDA a la que asistía. Aunque continuamente las enfermeras y los médicos me presionaban para que comenzara alguna terapia de medicamentos, ésta no es la razón por la que me fui. Me retiré, porque dos veces se me negó el tratamiento, ya que mi condición no estaba relacionada con el VIH. Esto me pareció bastante molesto, ya que siempre he tenido la opinión de que se trata a la persona integralmente y no se le niega el tratamiento que necesita porque esté fuera de alguna categoría.

Poco tiempo después, me emocionó descubrir que no estaba solo en la lucha contra el fenómeno del VIH. A principios de 1997, encontré a una doctora que estaba abierta a los tratamientos alternativos, y que accedió a no imponerme un tratamiento de fármacos o defender la hipótesis prevaleciente del VIH. No necesariamente está de acuerdo con mis puntos de vista, pero es muy clara en el hecho de respetar las opiniones de su paciente. También enseña en una escuela médica, y periódicamente me invita a hablar a los nuevos estudiantes de medicina sobre mis opiniones acerca del VIH y el SIDA. Desea que sus alumnos desarrollen la misma actitud, y les ayuda a entender que la doctrina médica prevaleciente puede ser cuestionada.

Me siento bastante bien después de casi 14 años. Me tomó algún tiempo darme cuenta de que no voy a morir prematuramente. Una de las cosas más duras de todo este enredo del VIH, es ver a tantos amigos morir. En 1995 perdí a nueve, supuestamente de SIDA. Todos ellos insistieron en tomar las terapias de medicamentos, a pesar de mis esfuerzos por disuadirlos. Una persona con quien intenté hablar, me dijo que él creía mucho en la medicina occidental y que esa creencia era la mejor; que por eso era que los fármacos funcionaban para él, y no tomarlos funcionaba para mí. Yo pienso que si es cuestión de creencia, ¿quien escogería una creencia en la que se deben tomar medicinas tóxicas?"

Andy Swenson, Silverlake, CA

"Durante casi 20 años, fui adicto a la heroína. Empecé a consumirla siendo adolescente, y pasé por la escuela de '¡solamente di que sí!' a cualquier otro tipo de drogas. Bien, un día en 1985 estaba en mi trabajo de carpintero, me caí de un tejado y me rompí la espalda, la pelvis, la muñeca y otros huesos. Tenía mucho dolor, así que el doctor quiso administrarme Demerol, y tuve que decirle que era adicto y por eso tenía resistencia a los opiáceos. Como resultado, sin mi conocimiento, se me realizó una prueba de VIH. Dos o tres días después, mientras estaba en tracción, de repente fui trasladado de mi habitación del hospital a una cama de aislamiento. Estaba solo y todos empezaron a usar mascarillas y guantes de goma cuando entraban a verme. ¿Será necesario mencionar cómo me hizo sentir esto? Mi patrón recibió un documento de la compañía de seguros, donde le dijeron que yo era VIH positivo. 'Muy bien' en lo que se refiere a la confidencialidad de mi estado de salud. Estaba tan avergonzado, que nunca regresé a trabajar, además de que mi jefe no me quería ahí debido a mi 'condición.' No hay mejor excusa que no contar con la autoestima necesaria para continuar en descenso por el camino de la auto destrucción al que conduce la adicción, sobre todo cuando uno definitivamente va a morirse. El hombre con la bata blanca de laboratorio me lo dijo...

Vayamos hasta noviembre de 1992. Me encuentro en un centro de rehabilitación de drogas y alcohol, y un voluntario me da una fotocopia del artículo de 1991 de Celia Farber, publicado en la revista SPIN y que se titula 'Distracción Fatal.' Ése fue el principio del resto de mi vida. Empecé a escupir mi AZT. Empecé el camino a recuperarme de la adicción.

En la clínica médica a la que fui al inicio de mi sobriedad, me dijeron que sólo tenía 'suerte' de estar tan saludable, puesto que me había negado a tomar sus malditas medicinas. Tengo un médico holístico que me ha sometido a una terapia de vitaminas por vía intravenosa para devolver algunos nutrientes vitales a mi sistema: 20 años de abuso de alcohol y drogas acabaron con su inmunidad y sus niveles de nutrientes. Ahora llevo cuatro años de casado, y estoy completamente saludable a los 49 años, y en mejor forma que nunca antes en mi vida. He sido vegetariano durante seis años, y voluntario en rehabilitación, pero no me permiten compartir la verdad sobre el VIH en ese foro... me dicen algo acerca de que va contra la ley, así que hago lo mejor que puedo en todas partes con esta información.

He asumido la responsabilidad de mi propia vida, y no he permitido que alguien con una bata de laboratorio lo haga por mí. Si hubiera escogido el camino que ellos me ofrecían, sé que estaría muerto. Soy un sobreviviente porque alguien tuvo la valentía de decirme la verdad sobre la mentira del VIH=SIDA=Muerte. Me refiero a una mala ciencia, en manos de un mal gobierno."

Scott Zanetti, Morristown, NJ

"Después de consumir heroína durante cuatro años, me fui a pasar una larga temporada a México para lidiar con mi adicción. Después de haber dejado con éxito la heroína, regresé a casa. Más tarde, en el año de 1987, resulté VIH positiva. En ese momento, mi conteo de células T era de 400, y mi doctor estaba muy pesimista sobre mi futuro. En lugar de rendirme, decidí hacer realidad el sueño de muchos años, realizar caminatas en el Himalaya. Corría 1988.

Cuando regresé de Nepal, mi conteo de células T era de 1 220, y mi médico estaba completamente confundido. Empecé a experimentar con la homeopatía. Después de un período de buena salud, en 1990 empecé a sentirme muy cansada. Mi doctor insistía, a pesar de mi elevado conteo de células T, que era debido al VIH. Modifiqué mi dieta a alimentos orgánicos, aunque en todo ese tiempo, fui presionada repetidamente para tomar el AZT, finalmente me diagnosticaron hepatitis B. Dejé de beber alcohol y, en 1991, me fui a la India y empecé con una dieta curativa a base de frutas y leche de coco. Después de recobrar fuerzas, regresé a casa a finales del verano, y descubrí que estaba embarazada. De nuevo, fui presionada a tomar el AZT. También me presionaron para que abortara. Me negué a hacerlo. Mi bebé nació VIH positivo, y después de su nacimiento, mi conteo de células T disminuyó mucho y me sentía exhausta. Aunque continuamente me presionaron para que expusiera a mi bebé a numerosas pruebas y para que le diera el AZT, siempre me negué. Un año después, consentí en que mi bebé fuera sometido a la prueba por segunda vez. Resultó VIH negativo.

Aunque he tenido otros problemas de salud, trato cada problema individualmente, y vivo una vida plena en Francia con mi hijo y mi marido. Han pasado 13 años desde que resulté VIH positiva."

Sylvie Cousseau, París, Francia

"En octubre de 1990 adoptamos a una niña nacida en Rumania, cuando sólo tenía unos días de haber nacido. Cuando la trajimos a Los Estados Unidos dos meses después, Lilly era un bebé feliz y saludable. La llevamos a hacerle un examen médico completo que incluía una prueba de VIH. El resultado fue positivo, y aunque no tenía ningún síntoma de enfermedad, inmediatamente le mandaron el jarabe de AZT y el Septra, un fuerte antibiótico. Investigamos y descubrimos que su madre biológica era VIH negativa. Esta información pareció no importarles, pues nos dijeron que Lilly tenía 'el virus del SIDA.' Durante cerca de un año, le dimos el AZT y otros fármacos, hasta que por la gracia de Dios, decidimos que las medicinas la estaban enfermando más.
Durante sus primeros 18 meses con los medicamentos, la salud de Lilly se deterioró. Estaba hiperactiva, casi como si no se sintiera cómoda en su propio cuerpo. No comía bien, sufría de náuseas y diarrea, y se quedó atrás en el índice de crecimiento. Los doctores atribuyeron sus problemas al VIH, y aumentaron la dosificación.

Unos cuantos meses después, su doctora empezó a presionarnos para que agregáramos ddl al régimen de medicamentos de nuestra hija. La doctora festejaba el progreso de Lilly en cada visita, aunque en ese entonces Lilly había dejado de crecer por completo, y sus células T disminuían. Más tarde, durante tres meses en 1992, Lilly se despertaba a mitad de la noche, sostenía sus rodillas y gritaba de dolor. La llevamos a la Universidad de Minnesota en cuanto los dolores comenzaron. El doctor apenas tomó en cuenta lo que dijimos, y nos dejó con la impresión de que pensaba: '–Bueno, ¿y qué esperaban? Esta niña está muriendo de SIDA.'

Desesperados, recurrimos al doctor Peter Duesberg, una opción que habíamos descontado previamente. Habíamos leído un par de artículos sobre Duesberg, pero nunca tomamos en consideración sus opiniones; en ese momento, le escribimos a la Universidad de California en Berkeley, pidiéndole consejo. Nos respondió rápidamente con un paquete de literatura, y empezamos a investigar nosotros mismos.

Casi inmediatamente entendimos que el problema de nuestra hija no era una deficiencia inmunitaria, sino los efectos colaterales de los medicamentos. Suspendimos su tratamiento, y no hemos vuelto a mirar atrás desde entonces: Dos días después de que dejó de tomar el AZT, cesaron sus calambres en las piernas. Empezó a dormir mucho mejor y a comer de dos a tres veces más de lo que comía antes. Encontramos a un doctor con un enfoque holístico hacia la enfermedad, que pone gran énfasis en la nutrición. Después de dos meses de terapia nutricional, empezó a ganar peso. A los 27 meses de edad, había ganado la décima parte del crecimiento normal.

Cuando intentamos discutir nuestra decisión de interrumpir el AZT con la doctora en la universidad, y pusimos el progreso real de Lilly en perspectiva, fuimos atacados verbalmente y tratados como si fuéramos unos niños. No le dijimos a la doctora que Lilly había dejado de tomar ese mismo día los medicamentoss. En cambio, le enviamos una carta. Su contestación fue amenazarnos con quitarnos a Lilly. Nos dijo que interrumpir el AZT aceleraría su enfermedad y su muerte, y que existían hogares adoptivos para los niños cuyos padres no estaban de acuerdo con la comunidad médica.

Ocho años después, Lilly es una niña absolutamente saludable. Le va bien en la escuela, tiene muchos amigos, disfruta montando en bicicleta y le encanta el verano."

Scott y Cathy Norton, Minneapolis, Minnesota

"Si me hubieran dicho hace cinco años que llegaría a creer que el VIH no causa el SIDA, que cuestionaría los medicamentos para el SIDA, hubiera pensado que estaban locos. Tuve un amante durante siete años que fue diagnosticado VIH positivo y se sometió al tratamiento que había en aquel momento, el cual consistía en una monoterapia con AZT. Con la información que ahora tenemos del AZT, realmente creo que eso fue lo que lo mató. Y cuando estaba en su lecho de muerte, creo que eso era lo que él pensaba también, porque me suplicaba que ya no le diera medicinas. Pero como yo creía que morir de VIH sería más horrendo que morir de cualquier efecto colateral tóxico, lo alentaba a seguir tomándolas. Ahora quiero detener este ritual insidioso de muerte en el que las personas, por compasión y cariño, les administran la muerte a sus seres queridos.

Si sacan un litro de mi sangre, no encontrarán ningún virus, sólo encontrarán anticuerpos. Aprendí en Biología que el organismo produce los anticuerpos para matar ese tipo de cosas como los virus. Si no se encuentra el virus, y sólo se encuentran anticuerpos, ¿por qué no concluir que mi organismo ha hecho el trabajo para el que fue diseñado? ¿Que si resulto positivo en una prueba de VIH, esto no ha sido el resultado de una supresión inmunitaria, sino de hecho la señal de una reacción inmune normal?

A todos los que resultan positivos, se les debería decir que no someterse a los tratamientos para el SIDA es una opción saludable. Yo he tenido un diagnóstico de SIDA durante cinco años, basado en un conteo de células T de 180 y una carga viral de 350 000. De acuerdo a sus normas, debería estar en mi lecho de muerte. Nada más lejos de la verdad.

Constantemente se nos dice que no es ético para los investigadores de fármacos hacer estudios con grupos de placebo: personas que resultan VIH positivas y no están tomando los medicamentos. Pero cuando los estudios sólo comparan medicamentos con medicamentos, AZT contra AZT e inhibidores de proteasa, entonces no existe el reconocimiento de personas que no ingieren ninguna medicina. Entonces, ¿qué estudian?

La hipótesis del VIH no es un debate teórico. Como miembro de ACT UP, hablo sobre esto porque trato de salvar vidas. Siento que he perpetuado el SIDA. Hablé en público frente al Centro Médico de Harvard, y exigí que se liberara la distribución del dd1 y el ddC. Me pregunto, ¿a cuántas personas les hice daño con mi activismo del SIDA? Y realmente trato de averiguar a qué he dedicado mi vida. Siento que necesitamos llegar hasta el fondo de esto, y terminar con la locura."

Michael Bellefontaine, San Francisco, CA

"Cuando resulté VIH positivo hace 16 años, el mapa de la ruta de cómo morir con esta enfermedad, parecía claro. Crear mi propio camino ha sido un desafío y una satisfacción. El VIH ha sido un catalizador para mi crecimiento personal, una inspiración para hacer los cambios que necesitaba hacer de todos modos. Como resultado de esto, mi vida es más rica.

Aunque lidio con el miedo todo el tiempo, realmente nunca he asimilado el dogma del VIH=SIDA=Muerte. Instintivamente, creo que el VIH ha sido un co-factor, y que puedo manejar mi salud con éxito, sin las terapias de medicamentos. Sigo un programa muy agresivo sobre el manejo de mi salud, el que incluye nutrición y suplementos, ejercicio y un descanso apropiado. Utilizo medicina Occidental, naturópata y tradicional China, según las necesite.

Mientras atienda a mi cuerpo con cuidado y dedicación, sé que todas la curaciones finalmente dependen de sanar el espíritu. Por esta razón, me he consagrado a la práctica espiritual. Escojo poner mi fe en el poder de Dios para sanarme, más que en el poder de un virus para destruirme."

Duncan MacLachlan, Toronto, Canadá

"En marzo de 1997, me desperté con un salpullido en manos y pies que se volvió tan doloroso e intenso, que era totalmente insoportable. Fui a ver al doctor que he tenido desde que dejé a mi pediatra. Me dijo que se trataba de una reacción alérgica que se me pasaría. Ya que estaba en su consultorio, y como acababa de terminar una relación de tres años con mi novia, le pedí que me hiciera una prueba de VIH. Supuse que no había modo de que fuera positivo, pues había resultado negativo tres años antes, cuando empecé la relación que acababa de terminar, y no había tenido experiencias que me pusieran en riesgo.

Recibí una llamada de la enfermera unos cuantos días después, invitándome a visitar al doctor. Intentó parecer casual, pero su tono hizo que mi corazón se detuviera. Era obvio que algo andaba muy mal. Tuve que exigirle a la enfermera que pusiera al médico al teléfono. Éste me dijo que no me preocupara, que se trataba de una 'falla imprevista' en mi prueba de VIH, y que había que realizarla de nuevo. Una vez que estuve en su oficina, me explicó 'la falla imprevista.' Dijo que era como si mi automóvil tuviera el tanque lleno de gasolina, pero hubiera una falla en el medidor que hiciera que la aguja marcara vacío, aunque acabara de llenar el tanque. Después de esta explicación muy técnica, tomó mi sangre para hacer otra prueba. Cuando me despedí, me dijo: '-Estoy 99% seguro de que eres negativo. Las pruebas son poco confiables.' Creí en su palabra.

Tres días después, la enfermera llamó de nuevo con la misma invitación para visitar al doctor, pero esta vez, sin importar lo que le dije, no puso al doctor al teléfono. Cuando estuve con mi médico, me explicó que la prueba de VIH busca ocho proteínas que el organismo produce cuando una persona se infecta, y que si la prueba encuentra cinco o más, la persona es VIH positiva. Él dijo que mi primera prueba tenía una proteína positiva y cuatro negativas; la segunda, tenía dos proteínas positivas, una indeterminada, y dos negativas. Cuando le pregunté qué eran las proteínas, me dijo que eran anticuerpos, y usó como ejemplo los anticuerpos de la varicela. Le pregunté por qué los anticuerpos significaban que era inmune a la varicela pero que tenía VIH, me respondió que el VIH era diferente, y le creí. Tenía mucha fe en mi doctor. Me sacó sangre de nuevo, y me dijo que regresara en tres días, con uno de mis padres.

El médico nos dijo más tarde que darnos la noticia sobre mi prueba positiva, había sido lo más difícil que había tenido que hacer en sus últimos diez años de práctica. Yo lloré, mi papá lloró, el doctor lloró. Tenía 21 años, y todo había terminado. En unos pocos segundos, mi esperanza de vida cambió de 85 años a sólo 25.

Mientras pensaba cómo vivir mis últimos años, mi padre se concentró en conseguirme la mejor atención que el dinero podía comprar. Trajo a Martin Delaney, el titular del grupo para el tratamiento del SIDA del Proyecto Inform en San Francisco, para que se reuniera conmigo en nuestra sala. Marty me explicó que era muy importante comenzar con los medicamentos de inmediato. Posteriormente, me llevaron con doctores en UCLA. Como mis riesgos no podían ser identificados, supusieron que era homosexual y simplemente no quería admitirlo, y comenzaron a buscar evidencia, introduciendo dedos enguantados en mi recto. También dijeron que necesitaba 'pegar pronto y fuerte' con los fármacos. Después, mi papá y yo abordamos un avión a Nueva York para encontrarnos con el doctor David Ho, investigador del SIDA que había sido nombrado recientemente Hombre del Año por la revista Time. Cuando pasó todo esto, tomé una semana para investigar sobre el SIDA. La única decisión que quedaba por tomar, era qué régimen de medicamentos empezar. En ese momento, mi ex novia me llamó.

No quería en lo absoluto oír nada más sobre el SIDA, ni de ella ni de otros amigos con buenas intenciones, pero tenía la sensación de que necesitaba escuchar. Algo que he aprendido de esta experiencia, es hacerle caso a mi intuición. Mi novia me dijo que era necesario que me encontrara con su amiga Laura al día siguiente, y de alguna manera, cuando Laura entró por la puerta con dos bolsas del super llenas de libros, supe que mi vida estaba a punto de cambiar. Después de leer un libro, me di cuenta de que mi doctor no tenía ninguna idea de lo que estaba pasando, y de que con sólo esa información, yo ya sabía más que él. Después de unos cuantos libros más, me preguntaba qué tendrían que decir a esto Delaney y Ho. Entonces fui a ver a Christine Maggiore. Era una persona tan serena, que casi me hizo sentir mal. Después de leer su libro, todo terminó. Leí algunos más, sólo para afirmar mis conocimientos, y poder estar preparado con los hechos cuando me enfrentara con el inevitable: '-Pero, ¿es que no te das cuenta de que estás en etapa de negación?' Con lo que sé ahora, no hay manera alguna de que tome los fármacos. Sólo me queda un año para echar abajo el pronóstico de los médicos de UCLA, quienes me dijeron, que basados en mis células T y en la carga viral, debía esperar la enfermedad en tres o cinco años. En lugar de estar enfermo, practico el surfing todos los días que hay olas, practico yoga, consumo alimentos orgánicos y medito. Adoro estar vivo; la vida es realmente hermosa.

Mi padre ha ido desde la histeria y la desolación provocadas por mis decisiones, hasta aprender a confiar un poco más en mí. Mi familia entera todavía tiene miedo por mí, pero por lo menos me escuchan. En realidad, las personas no pueden decir mucho cuando uno maneja la verdad. Ni siquiera Martin Delaney o David Ho."

Randy Harman, Malibu, CA

"Cuando en 1983 oí hablar por primera vez de la Inmuno Deficiencia Relacionada con la Homosexualidad (GRID, por sus siglas en inglés), los informes de los medios de comunicación ya hablaban de una enfermedad infecciosa. Pensé en lo ridículo que era creer que los virus fueran tan inteligentes como para poder distinguir a los homosexuales de los heterosexuales. Por muy simple que me parezca esa reacción ahora, pienso que básicamente se trató de una intuición válida. Mi momento para la 'prueba VIH' llegó en 1985, cuando una relación amorosa me llamó, y terminé en el consultorio de un médico para hacerme una prueba de Hepatitis B. ¿Anticuerpos? Sí. Una prueba adicional para las infecciones no mostró infección alguna, pero el doctor no había terminado conmigo todavía.

Nunca olvidaré cómo sucedieron las cosas en la clínica de enfermedades tropicales donde me hicieron la prueba de anticuerpos VIH. Mi primer resultado fue negativo. Recuerdo haberme enredado con la semántica por un momento: Negativo es bueno, ¿no es así? Porque sólo tenía en mi contra un poco inflamados algunos nódulos linfáticos y mi 'estado de riesgo'. Los doctores dudaron del resultado negativo. Me sacaron más sangre. Dos semanas después, me dieron un resultado positivo. No había duda entre los doctores esta vez. Yo les dije: '–Está bien, ¿qué tal dos de tres? Ustedes deben tener alguna otra prueba, como con la Hepatitis B, para ver si mis anticuerpos han hecho bien su trabajo y han combatido la infección...' Se me dijo que la clínica estaba saturada de solicitudes para pruebas VIH, y que podía llamar a mi doctor para volverme a hacer la prueba en seis meses, pero que hasta ese momento, debía considerarme infectado.

Esa experiencia tan confusa y contradictoria, me dejó muy escéptico. En los últimos 15 años, he tomado algunas decisiones que no han sido convencionales: ni siquiera he tocado algún medicamento contra el VIH, ni me he sometido a alguna 'terapia alternativa para el SIDA'. Defiendo la filosofía de que 'Si no está roto, no hay que arreglarlo', y evito a los doctores. También estoy convencido de que los homosexuales nunca seremos libres, mientras tengamos miedo de combatir esa epidemia de histeria llamada SIDA."

Robert Johnston, Toronto, Canadá

"Recuerdo el día en que recibí mi resultado positivo, como si hubiera sido ayer. Me imaginaba que iba a salir positivo pues había tenido relaciones sexuales sin protección con un par de tipos, que más tarde me enteré habían muerto de SIDA. En realidad pensaba que estaba preparado para escuchar el resultado. Nada podía estar más lejos de la verdad. Sollocé sin control todo el camino a casa. Sentía que me había convertido en un personaje de película de ciencia ficción, a quien le crecía un ser extraterrestre por dentro, que de repente reventaría mi pecho para hacerme morir con una muerte horrible. Una parte de mí murió ese día, la parte que soñaba y miraba hacia el futuro.

El estado de negación me duró casi un año. No estaba listo para empezar a pensar en la muerte, así que simplemente ignoré todo el asunto. No fue sino hasta que empecé a salir con alguien que también era positivo, que empecé a pensar en combatir a esa cosa que estaba dentro de mí.

Mi nuevo amor era una enfermera que trabajaba con un doctor especializado en el tratamiento del SIDA. Cuando comencé a laborar en un nuevo empleo que me brindaba beneficios médicos, empecé a consultar a ese doctor, y después de una prueba confirmatoria de anticuerpos, me mandó un tratamiento de AZT y Zovirax. Traté de ser un buen tomador de píldoras por un tiempo, pero me aburrí del pequeño pastillero que emitía sonidos, y en poco tiempo, ya no tomaba las medicinas la mitad de las veces. Los doctores redujeron la dosis después de un año, y entonces fui aún más irregular con mis medicinas. Dos años después, resulté positivo por tercera vez, y me recetaron de nuevo AZT y Zovirax, aunque mis células T todavía estaban en un saludable 600 plus.

En vista de que yo sabía que no estaba tomando mis medicinas con regularidad, empecé a preguntarme si estaría realmente enfermo, ya que mis células T permanecían estables con o sin medicinas. Durante los siguientes tres años, tomaba mis píldoras en la mañana si me acordaba, y me pasaba seis meses o más sin ellas, si se me terminaban. Me preocupaba pensar que el siguiente examen de sangre mostrara que mis células T disminuían, pero esto nunca sucedió. Ahora sé que parte de mi falta de disciplina provenía de que ya había renunciado al resto de mi vida. Mirar hacia delante, era muy doloroso. Planear el futuro, parecía algo sin sentido. En realidad, nunca tomé la decisión consciente de dejar de tomar las medicinas. Simplemente no regresé por más, cuando se me terminaron la última vez.

Hace poco más de un año, un conocido me habló de Inventing the Aids Virus (La Invención del Virus del SIDA) de Peter Duesberg. Fui a comprarlo, y lo leí completo de una sola sentada. Mientras salía el sol aquella mañana, sollocé durante horas. Después me enojé. Desde entonces, he leído todo lo que cae en mis manos sobre la controversia que rodea a la hipótesis de VIH=SIDA=Muerte.

Hoy en día, soy capaz de mirar hacia el futuro con esperanza. Es difícil sacudirse el molesto miedo, especialmente cuando se está casado con una trabajadora del sector salud, a quien todavía le resulta difícil creer que todos esos doctores y científicos puedan estar equivocados. Todos los días me alejo un poco más del miedo, y me siento más emocionado sobre las posibilidades de cumplir años. Hace 12 años, no pensaba poder llegar a los 40.

Michael Davis, Topanga, CA

"Tuve una relación monógama de 1981 a 1992. Después de que la relación terminó, resulté VIH positivo. Mi antiguo compañero es VIH negativo. Él y yo seguimos siendo buenos amigos, porque nuestra relación está basada en la confianza. Nuestro consejero de VIH insistió en que nuestra relación no había sido monógama. Mirando hacia atrás, pienso que como mi situación no seguía el patrón del VIH, trataron de cambiar mis circunstancias, para que encajara en sus reglas. Ya que mi antiguo compañero es negativo, ¿cómo puede ser que el SIDA sea una enfermedad transmitida sexualmente?

Resultar positivo en la prueba de anticuerpos VIH, cambió mi vida. Tenía miedo de que me diera SIDA y muriera en dos años. Una vez que la noticia sobre mi estado VIH fue conocida entre mis amigos, empecé a notar un cambio drástico en su comportamiento hacia mí. Se volvieron demasiado compasivos, como si algo anduviera mal conmigo. La mayoría de mis amigos que se hicieron la prueba de anticuerpos VIH, resultaron negativos. Saber esto, sólo aumentó mi impotencia y mi desesperación. Ellos hacían comentarios como: '-Ron, te ves tan bien...'

Mi primer conteo de células T fue de 500, lo que en 1992 me puso al borde del tratamiento con AZT. La Fundación del SIDA en el Noroeste, me mostró una gráfica que demostraba cómo podía esperar que disminuyeran mis conteos de células T cada vez más. En vista de que tenía un gran deseo de vivir, decidí eliminar el estrés de mi vida, y descendí de puesto en mi trabajo, de un nivel directivo a una categoría media dentro del personal. Evitaba a las personas que me ofrecían poca esperanza o estímulo, mientras lidiaba con mi crisis de salud. Para contrarrestar la negatividad que me rodeaba, me creaba pensamientos positivos, como el de vivir un larga y productiva vida. Me imaginaba a mí mismo escalando colinas y montañas, y a mis célula T, que gradualmente aumentaban. Como resultado, tuve conteos subsecuentes de células T en los 9OOs.

En junio de 1994, en la revista Seattle Common Ground, encontré una entrevista con Jon Rappoport, el autor de AIDS Inc. (SIDA S.A.). Encontrarme con información que desafiaba mis ideas sobre el SIDA, me colocó en un camino de descubrimiento que me llevó a personas que no sólo me ayudaron, sino que me dieron la oportunidad de ayudar a otros.

Aprendí que las pruebas de VIH detectan anticuerpos que se forman como respuesta a los virus, no al virus en sí mismo, y que los anticuerpos detectados podían no ser ni siquiera producto de la infección con VIH. Debido a mis reacciones cruzadas de anticuerpos producidos por la vacuna para la hepatitis B que me habían administrado, y por muchos otros microbios, no había manera de saber lo que significaba mi resultado positivo.

Casi ocho años después de haber resultado positivo, sigo con buena salud. No cuantifico mis células T ni mi carga viral, y no sigo el protocolo médico convencional. En cambio, veo a un doctor naturópata y a un acupunturista. Vivo en un hogar lleno de amor, con un nuevo compañero y dos perros. Me comunico con los demás a través de HEAL Naturally (SANE Naturalmente), un programa de televisión de acceso al público que yo produzco, el cual funciona como un proyecto de servicio social para la Comunidad Homosexual."

Ron Piazza, Seattle, Washington

"En 1989, cuando tenía 21 años, acudí al departamento de salud local a hacerme una prueba de embarazo. Me preguntaron si quería que me hicieran también una prueba de VIH, y estuve de acuerdo. Aproximadamente dos semanas después, recibí una llamada a mi trabajo de un empleado del departamento de salud que me dijo que mi prueba de embarazo había sido negativa, pero que mi prueba de VIH era indeterminada, y que tenía que hacérmela de nuevo. Unos días después de que me hice la segunda prueba, el departamento de salud me llamó y me dijo que tenía que regresar, pero esta vez no pude obtener ninguna información por teléfono. Una vez que estuve allí, me dijeron que había resultado VIH positiva.

Todo lo que recuerdo de esa entrevista de dos horas, es al consejero que dibujaba círculos en un papel. Dibujó un círculo para representar una célula inmune y me explicó que el VIH hacía que el circulo explotara, y liberaba a todos esos otros círculos pequeños de VIH que infectarían a otras células inmunes, y harían que éstas explotaran. Salí del departamento de salud con un ataque de nervios, y llamé a mis padres. Me fui a casa y le dije a mi novio que había resultado positiva. Me acusó de trasmitirle el SIDA.

Me imaginé que tenía cuando mucho dos años de vida. Tomé como base el caso de Kimberly Bergalis, la famosa víctima del SIDA, una mujer joven y saludable que vivió sólo dos años después de resultar VIH positiva, y mi propia historia de mala salud. Cuando tenía 13 años, me diagnosticaron artritis reumatoide. Cuando tuve 18, empecé a tener problemas de estómago. Después de muchas visitas al doctor y medicamentos, me sometí a una cirugía para extirpar mi apéndice y unos cuantos centímetros del colon. Después de eso, me diagnosticaron la enfermedad de Crohn, un desorden intestinal incurable. Se me dijo que esta enfermedad afectaría mi sistema inmunitario, y me provocaría constantes dolores de estómago por el resto de mi vida. Durante los siguientes dos años, me dio mononucleosis, varicela, úlceras de estómago y fatiga crónica.

Para cuando resulté positiva, ya estaba frustrada por todos los tratamientos médicos a los que había tenido que someterme para la enfermedad de Crohn, y los doctores me presionaron para que tomara esteroides, lo cual yo no quería hacer. En lugar de eso, encontré un libro sobre la enfermedad de Crohn en una tienda de comida naturista, y empecé con un plan alternativo. Comencé tomando acidófilos para mi estómago, y me sometí a una desintoxicación con alga espirulina. Al mismo tiempo que me desintoxicaba, empecé a concentrarme en fortalecer mi sistema inmunitario, pues sabía por intuición que éste era el camino que debía seguir. Durante cinco años, hice lentos pero seguros progresos con mi salud, con una amplia gama de hierbas, vitaminas y minerales. Durante los últimos tres años, a pesar de mi deprimente historia médica y mi diagnóstico de VIH positiva, tengo una maravillosa y vibrante energía, lo que me hace sentir muy afortunada. No he tenido dolor de estómago aproximadamente en cinco años. Como dato interesantemente, los conteos de mis células T nunca han variado: en la enfermedad y en la salud, siempre he tenido aproximadamente unas 700.

En 1998, recibí una bendición inesperada: descubrí que estaba embarazada de gemelos. Encontré a un excelente doctor en un conocido hospital y pensé que me ayudaría a encontrar la mejor manera de asegurar la salud de mis hijos. En cambio, me dijo que no estaba capacitado para aconsejarme sobre el VIH, y me remitió con quien él describió como uno de los mejores especialistas de VIH en el país. Resultó ser un sucio hospital de bajo nivel donde las trabajadoras sociales me tuvieron esperando en la fila durante horas. Una trabajadora social me informó sobre los costos de la medicación, y me dijo que debía empezar en seguida con los medicamentos, incluso antes de ver a un médico o hacerme una prueba de carga viral. Salí de ahí completamente frustrada.

En el quinto mes de mi embarazo, toda mi vida cambió. Supe de Christine Maggiore y del trabajo que estaba realizando. Me dijo todo lo que necesitaba oír y me llenó de artículos, estudios, libros, videos y otra información; perdí la cuenta de todos los paquetes que envió, los cuales leí y estudié cuidadosamente. Se me hizo claro que la única manera de evitar el AZT y una cesárea, era dar a luz en casa con una partera. Irónicamente, después de una extensa investigación de los nacimientos en casa, me convencí que éste era el más seguro y agradable ambiente para el nacimiento de mis hijos. Tuve dos parteras y dos ayudantes para mi parto en casa. No hubo complicaciones ni intervenciones médicas. En ningún momento me cuestioné si había tomado la decisión correcta. Las niñas estuvieron en mi vientre hasta la semana número 40, seguí un programa nutricional alto en proteínas, y me mantuve activa hasta el día del parto. Esto es inesperado en un embarazo múltiple manejado por doctores en medicina, quienes a menudo recomiendan reposo en cama durante las últimas semanas. Juntas, las gemelas pesaron más de 6 kilos. Están saludables, hermosas y suben de peso adecuadamente. Algo impresionante para un embarazo con tanto estrés adicional. A menudo me pregunto dónde estaríamos ahora si yo no hubiera descubierto las muchas alternativas a las opiniones de que el HIV=SIDA=Muerte. No permita que un médico o un funcionario de salud le diga lo que tiene que hacer, sin conocer sus opciones. ¡La vida es tan preciosa!"

Lynn C, Lake Tahoe, Nevada

"El 31 de mayo de 1991 tuve a mi segunda hija, que ahora tiene ocho años. Después del parto, en el hospital me sometieron a lo que describieron como una prueba ordinaria de sangre para las mujeres que acaban de dar a luz. Una semana después, recibí una llamada de mi doctora, quien me dijo que era VIH positiva. Al mismo tiempo, afirmó que mi prueba 'no estaba clara'. No me dio ninguna otra información, excepto la de referirme a un especialista. El doctor con el que me mandó, me hizo la prueba de nuevo y me dijo que esta nueva prueba había salido positiva, pero que él estaba 80% seguro de que era 'falso positiva.' Después me hizo una prueba Western Blot, la cual me dijo que era más sensible. Cuando llegaron los resultados, no pudo darme una respuesta directa, sólo dijo: –'Asumamos a estas alturas que usted lo tiene.' No puede imaginarse la tortura mental por la que pasé cuando me felicitaban por ser la madre orgullosa de una linda bebita, a la que no podría ver crecer. Tenía 21 años, y de repente mi vida había terminado. La tortura continuó cuando me explicaron que mi bebé podría tener VIH trasmitido por mí. Durante dos años, mi hija fue sometida a pruebas de VIH; algunas fueron positivas y otras fueron negativas. Al cumplir dos años, llevaba tres pruebas seguidas con resultado negativo. Como no deseaba volver a exponer a otro hijo a esto, me hice cirugía para asegurarme de que nunca volvería a embarazarme de nuevo.

Aunque no tenía carga viral detectable, ni presentaba ningún síntoma de SIDA, en 1997 me recetaron una combinación de 36 píldoras por día. Después de un par de días de haber empezado con el cóctel, empecé a perder fuerza y a sentirme cansada todo el tiempo. Desarrollé problemas estomacales, principalmente dolor, y perdí el apetito. El doctor me dijo que empezar con la medicación antes de que los síntomas se desarrollaran, aumentaría mi tiempo de vida. Antes de empezar con el tratamiento, mi conteo de células T estaba por encima de 1 200 y tenía una carga viral indetectable. Dos meses después, además de sentirme enferma todo el tiempo, mi conteo de células T había descendido a menos de 500. Mi instinto me dijo que algo no estaba bien, así que dejé el coctel. Estoy feliz de haber tomado los medicamentos sólo durante un par de meses. Mi doctor me dijo muchas veces que soy una sobreviviente a largo plazo, mientras que al mismo tiempo, él y otros médicos seguían en su intento de conseguir que probara otros medicamentos.

En julio de 1997, conocí a mi actual esposo, David Anderson. Le dije, cuando empezamos a salir formalmente, que había resultado VIH positiva. Dave se negó a creer que nada pudiera hacerse, y empezó a investigar el VIH y el SIDA. Un día, mientras navegaba por internet, Dave llegó al sitio en la red del profesor Peter Duesberg. A través de éste, encontró otros como Alive & Well (Vivos y Bien) y HEAL, y empezó a ponerse en contacto con personas de criterios diferentes con respecto a la tesis que afirma que el VIH causa el SIDA. Leímos con cuidado todos los materiales publicados por las compañías farmacéuticas que fabrican los medicamentos contra el VIH. Durante año y medio, leímos periódicos especializados en medicina, trabajos de investigación y entrevistas. Dave y yo llegamos a la conclusión de que el SIDA lo causa alguna otra cosa que no es el VIH. Nuestras suposiciones están basadas en la falta de evidencia del VIH y en la falta de respuestas a las preguntas básicas. La única evidencia sólida que tenemos, es que esas medicinas causan el SIDA, y que un resultado positivo de VIH puede deberse a muchos factores como la gripe, el embarazo, el cáncer, y otras cosas que he experimentado. Más aún, la prueba del VIH no está estandarizada, es decir, usted puede resultar positivo en un laboratorio y resultar negativo en otro. Sería bueno que todas las enfermedades pudieran curarse con sólo cambiar de laboratorio.

No consulto con ningún médico en relación con mi diagnóstico, ni tomo medicamentos antivirales. Ocho años y medio después de resultar positiva, estoy más saludable que nunca. Tengo 29 años, un marido maravilloso y dos hijas sanas. Esto no quiere decir que todo esté bien, porque me he encontrado con una nueva realidad. Mi hija mayor que tiene 11 años, vive con mis padres. Su padre murió en un terremoto en 1989, y mis padres asumieron su custodia temporal. Mi diagnóstico de VIH positiva ha sido utilizado para impedir que obtenga su custodia de nuevo. Desde que resulté positiva, también he estado debatiéndome con ataques de ansiedad. A pesar de esos ataques, voy a vivir mi vida feliz, y sin medicamentos."

Ronda Anderson, Austin, TX

"Me diagnosticaron VIH positivo en 1990. En 1994, los inhibidores de proteasa no habían sido aún autorizados para su uso. Aunque no tenía ningún síntoma de enfermedad, me animaron a unirme a un ensayo clínico que era la única manera de tener acceso a ellos. Al final de este ensayo de dos años, los medicamentos estarían disponibles para todos si es que funcionaban, pero por la manera en que se habían anunciado, como 'un nuevo tratamiento maravilloso,' incluso la posible cura para el SIDA, era como si por adelantado se sacara en conclusión que sí funcionarían. Era como si se me hubiese otorgado un enorme favor al permitirme este precoz acceso.

Si yo hubiera sabido la realidad, nunca hubiera estado de acuerdo con participar en el ensayo, pero no la sabía. Y después de todo, pensaba que los doctores saben más. Así que en marzo de 1995, accedí a tomar parte. El ensayo clínico consistía en AZT, dd1 y Saquinavir, un inhibidor de proteasa. Ni el hospital ni yo sabíamos si se me daban los medicamentos o el placebo (que en realidad era terapia única de AZT) y los resultados de mi carga viral sólo serían revelados a la compañía farmacéutica. Inmediatamente después de empezar el ensayo, mi conteo de células T cayó y permaneció bajo. Después de los dos años, se reveló que yo había estado con una terapia única de AZT durante los primeros seis meses, y luego con los tres medicamentos por el resto del ensayo. Si alguien me hubiera preguntado entonces si había sufrido de efectos colaterales, la respuesta habría sido que no, pero ahora sé otra cosa. Durante el primer año, necesité una transfusión de sangre. Durante el segundo año, desarrollé lipodistrofia: se me hizo barriga, mis antebrazos se hicieron más delgados, y las venas de mis miembros inferiores empezaron a ser protuberantes. Pero en aquel momento, pensé que se trataba de mi imaginación.

Para 1997, la clínica poseía todo un menú de fármacos, así que decidieron cambiar mi combinación a Ritonovir, 3TC y D4T y realizar entonces su propia prueba de carga viral. Mi conteo era de 24 000, relativamente bajo, así que el doctor asumió que mi carga debía haber estado increíblemente alta al inicio del ensayo. Sin embargo, cuando se conocieron los resultados, mostraron que había fluctuado en un constante nivel bajo.

Tenía preocupaciones acerca de las nuevas medicinas, especialmente el Ritonovir, después de haber leído en la revista *Rolling Stone* que algunas personas habían muerto de falla hepática mientras la tomaban. Mi médico ignoró estas preocupaciones, como si yo estuviera loco, o incluso imaginándolas. Sin embargo, me advirtió que debía esperar efectos secundarios horribles en las primeras dos semanas. Irónicamente, los efectos colaterales empezaron después de dos semanas: adormecimiento y hormigueo en los labios, una sensación ardiente en los antebrazos, letargo, insomnio, calambres horribles en el estómago y diarrea crónica. Supuestamente, estos síntomas ocurrirían a las pocas horas de haber tomado los medicamentos. El resto del tiempo, yo debería estar razonablemente bien. Entonces, la diarrea se hizo incontrolable. El doctor culpó a un parásito, pero mis exámenes salieron negativos. Me aseguró que la diarrea se detendría después de seis semanas. Esto no sucedió.

'Es importante restaurar la calidad de vida de una persona', dice uno de los anuncios de los fármacos. Bien, lo único que las medicinas hicieron conmigo fue aniquilar cualquier calidad de vida que pudiera tener. Ya no tenía energía para ir al gimnasio o para participar en actividades sociales regulares. Ni siquiera era capaz de salir, debido a los problemas con las idas al baño. Perdí la cuenta de la cantidad de ropa interior de diseñador que arruiné. Lo incómodo de tomar las medicinas a ciertas horas, con los alimentos, con líquidos, también hacía que llevar una vida normal fuera imposible. Pasaba los días viendo la televisión por cable y tragando píldoras, que sólo aumentaban mis sentimientos de depresión y aislamiento.

Como mi carga viral se rehusaba a disminuir a indetectable, el doctor decidió volver a recetarme Saquinavir. Combinándolo con el Ritonovir, se decía que aumentaba su absorción 40 veces, y aunque nadie supo qué efectos tendría, lo agregaron a mi tratamiento. Desarrollé un absceso en la piel que se inflamó hasta el tamaño de una pelota de golf, y entonces reventó.

Las píldoras ahora me llenan de espanto. Yo tenía una sensación intuitiva muy fuerte de que estaban matándome, lo cual contradecía la retórica de mi doctor y de las compañías farmacéuticas. Me sentía desconcertado y asustado, sin tener a quién acudir. Tenía la sensación como si constantemente me ofrecieran sólo un lado de la historia.

A pesar de todos los esfuerzos que se hacían por presentar estas medicinas como maravillosas y asombrosas, empezó a filtrarse otra información: relatos de los interminables efectos colaterales, y de las personas que morían mientras las tomaban, junto con las verdaderas razones por las que las personas con SIDA estaban viviendo más tiempo, y cuáles eran las causas reales del SIDA. Me di cuenta de que se me había negado el derecho básico de tomar una decisión informada. Empecé una búsqueda implacable para encontrar la verdad. Cuando descubrí que la prueba de carga viral, lo único que le da crédito a los fármacos, básicamente recoge trozos de material genético y amplifica el resultado, perdí toda la fe en las medicinas, y mi miedo se convirtió en enojo. Tomé la decisión de dejar de tomar los medicamentos.
En unas cuantas semanas, me sentí mejor. La diarrea se detuvo, los abscesos en la piel desaparecieron, mis calambres del estómago cesaron, y mis células T se dispararon. Comprendí que me había acostumbrado tanto a los efectos de las medicinas, que mi mala salud se había vuelto un estado normal aceptado por mí, y que estaba inconsciente del daño que me hacían. Pienso que muchas personas que toman los medicamentos y que dicen que les va bien, pueden estar tan inconscientes como yo lo estuve de la destrucción que tiene lugar dentro de su propio organismo.

En mi última visita al médico, me faltó valor para decirle que había suspendido los medicamentos, porque tenía miedo de que pudiera regañarme. Entonces intervino el destino: mi última carga viral, tomada antes de dejar las medicinas, se había disparado dramáticamente. Él tomó esto como señal de que los fármacos ya no estaban haciendo efecto, y no tomó en consideración el hecho de que había tenido gripe cuando me hicieron la prueba. A pesar de los hechos que ahora conozco, me quedé callado. Respiré con alivio al saber que el doctor tomaría la decisión de quitarme los medicamentos. El alivio pronto se volvió desesperación, cuando me anunció que quería someterme a una combinación de cinco fármacos diferentes. Nunca más volví a verlo.

No puede decirse que las medicinas hayan sido responsables de 'mantenerme bien' durante los tres años que las tomé, como a mi médico le gustaría que creyera. Mis primeros dos años con los medicamentos habían sido parte de un ensayo clínico en el que se utilizó una combinación que desde entonces se ha juzgado ineficaz, y en el último año, había presentado diversos problemas de salud. Si acaso, ahora estoy bien a pesar de los medicamentos, no debido a ellos.

La decisión de dejar de tomar los fármacos es difícil debido a la presión de los doctores, la propaganda de las compañías farmacéuticas y las organizaciones fundadas por ellas, y de todas las exageraciones de los medios de comunicación. Finalmente, sólo tiene que creer en usted mismo y asumir la responsabilidad de su propia vida, arrebatándola de las manos de los médicos, y dejándose llevar. Como Dumbo el elefante, que creía que no podía volar sin la ayuda de una pluma, y una vez que se dejó llevar, comprendió que podía volar sin ella. En cuanto usted dé un salto de fe, se dará cuenta de que existe vida sin los medicamentos."

Stephen Rogers, Londres, Inglaterra

"En 1970, 11 años antes del surgimiento del SIDA, y 14 años antes de que Gallo descubriera el VIH, empecé a experimentar las primeras señales de colapso inmunológico. Todo empezó con una persistente gripe que duró siete meses, y que me dejó tan adolorida y con tantas náuseas, que apenas y podía moverme. Varios médicos me dijeron que mis síntomas no podían ser, que una gripe duraba semanas y no meses, y me aconsejaban que me fuera a casa a descansar. Con el tiempo, me recuperé. Pero después, lo imposible sucedió de nuevo.

No podía ni siquiera enfrentarme a un simple insecto. Me daba un gran temor, porque sabía que me estaba hundiendo cada vez más. Iba con los médicos y les decía que algo debía andar mal con mi sistema inmunitario. Pero como esto sucedió antes de que el sistema inmunitario se convirtiera en el centro de la investigación médica, me trataban como si estuviera loca, o inventándolo todo. Ya que ninguna prueba de las que me hicieron reveló que algo estuviera mal, los doctores se molestaban cuando volvía a presentarme ante ellos: '–Ya le dijimos que no existe nada malo con usted, y sin embargo ya está de regreso.' Cuando intentaba mencionar lo del sistema inmunitario, miraban para arriba y actuaban como si hubiera dicho algo estrafalario.

Empecé a vivir con terror al invierno y a las gripes. Durante años, restringí mis actividades, y evité las muchedumbres. A pesar de mis enormes esfuerzos, en 1988 enfermé de nuevo, y esta vez no me recuperé. Me desmayé en el trabajo, ni siquiera recuerdo cómo llegué a casa, y me metí en la cama durante los siguientes cinco años. Desarrollé, uno tras otro, varios de los que después supe eran síntomas importantes del SIDA: fuegos en la boca, síndrome caquéctico (el cual me hizo pesar 50 kilos), diarrea, fatiga y demencia, al grado de que a veces no podía reconocer si las personas me hablaban realmente, y si lo hacían, qué era lo que me decían; las palabras en los libros me parecían garabatos sin sentido.

En uno de mis días buenos, pude llegar al baño sola, y como tenía curiosidad por una extraña sensación en la boca y la garganta, me miré en el espejo. Mi lengua estaba cubierta con una gruesa capa blanca, lo bastante gruesa como para cortarla con tijeras. El ver esto me hizo llamar a una nutrióloga que alguien me había recomendado. Después de que los doctores me catalogaran como caso perdido e incluso se rieran de mi, había dejado de pedirles ayuda. En una conversación de tres minutos en el teléfono con la doctora, supe que tenía candidiasis sistémica, una señal de que mi sistema inmunitario estaba agotándose, y que las enfermedades constantes que padecía, eran infecciones oportunistas típicas del SIDA. Lo que quedó en suspenso para que yo lo descubriera, fue cómo podía tener todas estas enfermedades definitorias del SIDA, si no pertenecía a ninguno de los grupos de riesgo. Según la estructura del VIH/SIDA, no había ninguna explicación para que mi sistema inmunitario se hubiera agotado.

La nutrióloga me sometió a un programa de remedios naturales contra los hongos, pero mi caso estaba demasiado avanzado para que esos remedios funcionaran. En 1992, me remitieron con un doctor que milagrosamente sabía lo que estaba haciendo. Me trató de tal manera, que mi sistema inmunitario fue capaz de regenerarse. Pero tomó mucho tiempo, y casi me muero antes de mejorar. Después de 12 meses de haber empezado el programa contra los hongos, salí de la casa por primera vez en años, y emprendí una temblorosa caminata a la tienda de comestibles de la esquina. Todavía es duro para mí recordar cómo es sentirse sano, pero mi salud mejora continuamente.

Descubrí que existe mucha confusión semántica sobre el SIDA. Si se toma la supresión inmune al pie de la letra, entonces se hace mucho más lógica, y los riesgos abarcan un área más amplia que las categorías oficiales del CDC. Mi mayor riesgo fue la exposición constante a químicos tóxicos a través de la piel y de los pulmones, durante el desempeño de mi trabajo como artista: adelgazantes de pintura, químicos vaporizantes, ácidos y tintas, que he averiguado son unas de las substancias más tóxicas con las que alguien puede trabajar. Durante años, prácticamente me bañaba en estos químicos. Varios tratamientos con antibióticos, además de tomar pastillas anticonceptivas y aplicarme inyecciones de cortisona para las infecciones recurrentes por levaduras, sólo empeoraron mi condición.

No pienso que sea ilógico decir que si se empieza la vida con un sistema inmunitario intacto, y a la mitad del camino se encuentra con que ha sido destruido, eso cuenta como SIDA, sin importar cómo fue destruido. El organismo no puede saber si está recibiendo toxinas en el curso de nuestro trabajo, tomándolas como fármacos recetados por un médico, o mientras se divierte en la noche bajo la influencia de drogas sintéticas ilegales. Existen muchos caminos que llevan a la sobrecarga tóxica: incluso la toxicidad emocional de que le digan que es portadora de un virus mortal.

Estoy 100% de acuerdo con Peter Duesberg en su hipótesis de toxicidad/SIDA, debido a mi propia experiencia. Siento como si se hubiera llevado a cabo, sin desearlo, un experimento científico en mi propio cuerpo. No tenía que encontrar ningún virus extraño para explicar mi enfermedad, y no tenía que esperar que se inventaran nuevos medicamentos para recuperarme. Mi colapso inmune no sucedió por haber tenido relaciones sexuales con la persona equivocada, sucedió porque un organismo expuesto por cualquier razón a una agresión de substancias tóxicas, a la larga se dañará. Desafortunadamente, la industria médica no quiere divorciarse de la teoría de los gérmenes, de la teoría de 'la causa única,' y se niega a tener una imagen más amplia. Si en los estudios se dedicaran a investigar los efectos de las toxinas en el sistema inmunitario, pienso que el 'misterio' del SIDA pronto se resolvería."

Judith López, San Francisco, CA,

"Soy un médico con práctica clínica en Veracruz, México. A fines de 1997, di una entrevista a El Diario de Xalapa, el periódico con más circulación en el estado de Veracruz, y declaré que las causas del SIDA no eran virales. Como era de esperarse, esto creó mucha controversia: la mayoría de los funcionarios del gobierno inmediatamente declararon que mis afirmaciones estaban equivocadas. Al mismo tiempo, se rehusaron a asistir a todas las invitaciones que les hice para debatir la evidencia en la que había basado mis declaraciones.

Como respuesta a mis desafíos públicos a la hipótesis del VIH, fui contactado por varias personas diagnosticadas como VIH positivas, en busca de tratamientos alternativos para las condiciones conocidas como SIDA. La información que presenté, generó gran duda sobre el uso del AZT y otros antirretrovirales e inhibidores de proteasa.

Yo había estado involucrado con el tratamiento del SIDA durante más de diez años. Como dirigente del Patronato Veracruzano de la Lucha Contra el SIDA, he tratado a pacientes diagnosticados con VIH que pertenecían a los estratos económicos más bajos. Su incapacidad para permitirse el lujo de comprar los medicamentos, evitó que les recetara el AZT, ya que éste tiene un alto costo. Al pasar el tiempo, empecé a notar que los pacientes ricos con VIH, se morían, mientras que los pobres seguían viviendo. Mis preguntas sobre esta situación fueron contestadas cuando mi hijo, Alejandro Flores, me envió el libro Inventing the AIDS Virus (La Invención del Virus del SIDA), del doctor Peter Duesberg.

Puse en práctica mi nuevo conocimiento, y hasta ese momento había tratado a 19 VIH positivos y a un VIH negativo, todos ellos varones entre los 19 y los 44 años. Todos los pacientes padecían de desnutrición y pertenecían a la clase media o baja. Ocho de estos pacientes se trataron con antirretrovirales como el AZT, que les proporcionaron las agencias de salud estatales. Durante su tratamiento antirretroviral, mostraron los síntomas típicos: fiebre, pérdida de peso, diarrea e infecciones pulmonares. También sufrían de depresión, debido al estigma de creer que iban a morir, de tener que soportar el ostracismo social y el mal trato de sus familiares y otras personas.

El protocolo que les di consistía en dejar los cocteles de medicamentos, antibióticos, antidepresivos, antidiarréicos y seguir una dieta estricta. Entre dos semanas y dos meses después de empezar mi protocolo, los pacientes comenzaron a mejorar. Sus síntomas desaparecieron en este orden: diarrea, pérdida de peso, infecciones pulmonares y depresión.

Me gustaría ofrecer un relato detallado de dos pacientes en particular, a quienes considero los más relevantes. El primero es peluquero, de 33 años de edad, homosexual, de clase media, con un historial de alcohol, cocaína y abuso de drogas en general. Vivía en conflicto constante con su familia porque había sido diagnosticado con VIH en mayo de 1997. Después del diagnóstico, empezó el tratamiento en la clínica del SIDA. En octubre de 1998, su familia hizo contacto conmigo y pidió verme. Hablé con la familia en tres ocasiones, y la última vez, tuve la oportunidad de encontrarme con el paciente. Lo habían llevado al hospital varias veces durante el último año debido a su delicada salud. Su última hospitalización fue durante octubre. En aquel momento, los doctores le dijeron que se fuera a casa y esperara la muerte en compañía de su familia. Cuando nos encontramos, le expliqué mi postura médica y mi enfoque clínico. Estuvo de acuerdo en seguir mi protocolo de tratamiento sin reservas. En esa época, ya había perdido 17 kilos, estaba inmovilizado en cama, y apenas era capaz de hablar. Cuando me despedí de él después de nuestra primera reunión, me dijo: '–Sé que voy a morir.'

La primera semana de tratamiento fue muy estresante para todos, incluyéndome a mí mismo. Al principio de la segunda semana, la familia del paciente empezó a tener serias dudas sobre la efectividad de mi protocolo, pero fue entonces cuando empezó a mostrar señales de mejoría: primero empezó a comer mejor, después su temperatura volvió a la normalidad. Una vez que pudo salir de la cama y sentarse en su mecedora, me dijo: '–Doctor, quiero vivir.' Para enero de 1999, había ganado 10 kilos, continuaba con la dieta que le había indicado, y regresó a trabajar.

El segundo caso es un paciente VIH negativo con los síntomas de SIDA en toda la extensión de la palabra. Tiene 25 años, es soltero, y pertenece a la clase media alta. En los últimos cinco años, ha consumido antibióticos en grandes dosis, la mayoría los ha comprado sin receta médica, y él mismo ha decidido tomarlos.

En agosto de 1998, empezó a tener síntomas que incluyeron infecciones pulmonares, tos frecuente y diarrea ocasional. Para septiembre, empezó a tener fiebre y a perder peso rápidamente.

No podía comer alimentos sólidos. Lo hospitalizaron, y su tratamiento consistió en cada vez más antibióticos. Cuando me encontré con él, me dijo: '-Siento que voy a morir.' Estaba profundamente angustiado y deprimido. Su familia pensó que tenía SIDA. Me pidieron mi opinión, y les dije que en realidad sufría de una inmunodeficiencia tóxica causada por las medicinas que había tomado. Aunque es VIH negativo, he insistido en que siga el mismo tratamiento dado a mis pacientes diagnosticados con VIH.

No es necesario decir que en enero de 1999, todos sus síntomas habían desaparecido, había ganado cerca de 10 kilos, y estaba trabajando de nuevo. Su prueba de VIH más reciente, es negativa. Estos dos casos están bajo absoluto control clínico, y abiertos al escrutinio de los interesados.

Para concluir, me gustaría que las personas que sufren del estigma de un diagnóstico VIH positivo, sepan que existen científicos que están deseosos de luchar por la verdad. Ustedes merecen vivir."

Dr. Juan José Flores Rodríguez, Veracruz, México

Si este libro ha alterado tu perspectiva sobre el VIH y el SIDA o afectado tu vida de alguna manera, por favor escríbenos o mándanos un email con los detalles.
Te enviaremos, a cambio, una copia de regalo.
Tus palabras pueden proporcionar esperanza a otros.

Fundación Estadounidense de Alternativas para el SIDA (The American Foundation for AIDS Alternatives)

Muchos expertos ahora sostienen que el SIDA no es una enfermedad fatal e incurable causada por el VIH, y que los síntomas asociados con el SIDA son tratables al someterse a terapias no tóxicas que refuerzan la inmunidad, las cuales han restaurado la salud en personas diagnosticadas con SIDA, y han permitido que aquellos que están en riesgo, permanezcan bien.

La Fundación Estadounidense de Alternativas para el SIDA cuestiona el paradigma de VIH=SIDA=Muerte, basada en un conjunto creciente de datos científicos, médicos y epidemiológicos, y promueve la toma de conciencia de los hechos que afirman la vida de las personas diagnosticadas VIH positivas y de ciudadanos preocupados en todo el mundo. Somos una corporación en 501(c)3 no lucrativa, fundada por VIH positivos que han aprendido a vivir con bienestar, sin medicamentos para el SIDA y sin miedo al SIDA. Además de patrocinar investigaciones médicas para lograr estrategias prácticas que mejoren la salud, para resolver el problema del SIDA, y de solventar estudios científicos que examinen objetivamente la hipótesis del VIH, trabajamos localmente y ofrecemos un calendario anual de eventos y clases gratuitas en la comunidad, y globalmente compartimos nuestros recursos con otros grupos y asociaciones que están a favor de las decisiones informadas para las personas afectadas con VIH y con SIDA en todo el mundo.

La Fundación Estadounidense de Alternativas para el SIDA es, quizá, la única organización del SIDA que no solicita o acepta fondos de la industria farmacéutica, el gobierno de los Estados Unidos, o cualquier entidad que pueda limitar el acceso público a la información verídica sobre el VIH, el SIDA y la salud.

The American Foundation for AIDS Alternatives
11684 Ventura Boulevard * Studio City, CA 91604
(818) 780-1875 * Email: AFAA@aliveandwell.org

Por favor envíeme ____ libro (s) adicional (es) de $12.95USD. Más $3.00USD por gastos de envio.
❑ Adjunto Cheque o Giro Postal ❑ Favor de hacer cargo por Visa o Mastercard
Nombre del tarjetahabiente ______________________________
Número de Cuenta ____________________ Fecha de Expiración ______________
Firma ______________________________________

Yo quiero apoyar sus esfuerzos si la donación es deducible de impuestos.
❑ $25 ❑ $50 ❑ $250 ❑ $500 ❑ $1 000 ❑ $ ________
Nombre ______________________________________
Dirección ______________________________________
Ciudad ______________ Estado ______________ Código Postal ______________

Notas

Notas

Notas

Notas

Notas

Notas

Notas

Notas

Notas